LENI BOLT

WORK LIFE LIEBE

In 3 Phasen zu einer ausgewogenen Work-Life-Balance

LENI BOLT

WORK LIFE LIEBE

In 3 Phasen zu einer ausgewogenen
Work-Life-Balance

Community
EDITIONS

Vorwort

Work Life Liebe. Dieser Titel beschreibt ziemlich genau das, was mich in den letzten Jahren viel beschäftigt hat: die Liebe zu meinem Job zurückzugewinnen und einen Weg zu finden, bei dem Arbeit und Freizeit Hand in Hand gehen. Ist das überhaupt möglich? „Si, claro", würde mein Nachbar hier im mallorquinischen Dorf jetzt sagen. Ich möchte es nur mal erwähnt haben: Hier in Spanien gibt es sogar noch Siesta. Und von einem Mittagsschlaf während der Arbeitszeit können wir in Deutschland ja wirklich nur träumen.

Es gibt aber Chancen, die du ergreifen kannst, um deiner Work-Life-Balance ein ganzes Stück näherzukommen. Dafür musst du im besten Fall nicht mal deinen Job wechseln und erst recht nicht auswandern, aber dazu später mehr. Alles fängt in deinem Inneren an. Jede äußere Veränderung wird langfristig nichts bringen, wenn du nicht tief in dich hineinhorchst, um deine Berufung in diesem Leben für dich zu eruieren. Also etwas findest, das dir jeden Tag viel Kraft zum Weitermachen gibt, weil du hinter der Idee, Mission und Zielsetzung stehst. Weil du daran glaubst und du deine kostbare Zeit gern dafür einsetzt.

Vielleicht bist du in einer ähnlichen Situation wie ich vor ein paar Jahren – gefangen in einem Arbeitskonstrukt, das du dir zwar selbst geschaffen hast, in dem du aber schon länger nicht mehr zufrieden bist. Und eins vorab: Du bist mit deinen Gedanken nicht allein. In einer kapitalistisch geprägten Welt gehen menschliche Bedürfnisse und Werte schnell unter, denn das einzige Ziel vieler Unternehmen ist: mehr Umsatz. Dass Individuen unter diesem ständigen Druck leiden können, ist den meisten Unternehmen zwar bewusst, aber sie ändern dennoch nichts daran – lieber tauschen sie ihr verbrauchtes „Humankapital" einfach in neues um. Schließlich geht das schneller als eine Investition in nachhaltige New-Work-Ansätze!

Was wir als Individuum in dieser oftmals harschen Arbeitswelt dagegen tun können? Wir können uns selbst weiterbilden, die Perspektive ändern, unsere Resilienz stärken und uns selbst verdeutlichen, was wir uns wirklich für unser Leben wünschen und wie viel Geld wir dafür brauchen.

In diesem Buch erzähle ich zum allerersten Mal meine vollständige Geschichte: wie ich als queeres Kind auf dem Land groß wurde, um mich dann in die vermeintlich glamouröse Berliner Modewelt zu stürzen, wie mich mein Job in einer Werbeagentur ins Burn-out trieb und ich mich dann für einen Neustart in Spanien entschied – als Work-Life-Coach:in.

Als ich über die Inhalte meines Buches nachdachte, war mir eins sofort klar: Es reicht mir nicht, biografisch über meine Work-Life-Balance zu schreiben. Ich habe zwar so einiges zu erzählen (und das werde ich auch), aber ich möchte den Menschen da draußen wirklich helfen. Aus all den Gedanken ist ein Ratgeber mit Tipps, Reflexionsfragen und Aktivseiten entstanden. Keine Sorge, ich werde dir hier keine Luftschloss-Fantasien à la „Du musst es nur manifestieren, dann wird das Geld schon vom Himmel fallen" in den Kopf setzen. Die Ratschläge, die ich dir hier an die Hand geben werde, musste ich mir selbst inmitten meines Burn-outs beibringen. Diese Methoden haben mir zu einer besseren Balance zwischen meinem beruflichen und privaten Ich verholfen.

Du hast dir dieses Buch wahrscheinlich besorgt, weil dir gerade so einige Fragezeichen im Kopf herumschwirren und du die Antworten für deine individuelle Situation noch nicht gefunden hast. Ich bin mir aber sehr sicher, dass du einige Schritte weiter sein wirst, wenn du dieses Buch als Leitfaden für deinen Weg raus aus dem Hamsterrad annimmst und dich Schritt für Schritt von mir begleiten lässt.

So, jetzt genug der Vorrede und rein ins Vergnügen: Ich wünsche dir viel Freude bei der Lektüre, der Reflexion und den Erkenntnissen.

Besitos

Leni

Inhalt

Disclaimer: Coaching vs. Therapie

Coaching und Therapie werden oft verwechselt, aber sie unterscheiden sich deutlich voneinander. Das Coaching ist ein zielorientierter Prozess, der sich auf die Gegenwart konzentriert, während in der Therapie meist vergangene Erfahrungen betrachtet und aufgearbeitet werden, um aktuelle Situationen besser verstehen zu können. Coach:innen arbeiten mit ihren Kund:innen zusammen, um ihnen bei der Identifikation von Zielen sowie der Erstellung umsetzbarer Pläne für die Erreichung dieser zu helfen. Die Rolle von Coach:innen besteht in der Unterstützung und Anleitung einer Person, damit diese die Verantwortung für eigene Entscheidungen und das eigene Verhalten übernehmen kann. Zudem geben sie während des gesamten Prozesses Feedback. Diese Art von professioneller Beziehung gibt den Menschen die Möglichkeit, ihr Leben selbst in die Hand zu nehmen und aktiv positive Veränderungen schneller zu bewirken.

Therapeut:innen wiederum konzentrieren sich darauf, zu verstehen, wie die vergangenen Erfahrungen einer Person ihre aktuelle Lebenssituation beeinflusst haben, indem sie Gedanken, Gefühle, Erinnerungen und Auslöser erforschen. Durch diese Erkundung können die Patient:innen Einblicke in ihre Verhaltensweisen, Überzeugungen und Beziehungen gewinnen. Bei dieser Art von Arbeit geht es oft darum, tief sitzende Probleme zu untersuchen und Wege zur Verarbeitung und Bewältigung zu finden. Der Schwerpunkt hierbei liegt auf der Heilung der Vergangenheit, damit in der Gegenwart sinnvolle Veränderungen bewirkt werden können.

Coaching und Therapie sind beides wertvolle, aber grundlegend unterschiedliche Ansätze, um Menschen bei der Zielerreichung zu helfen. Je nach deinen Bedürfnissen kann der eine Ansatz also hilfreicher sein als der andere. Es ist daher wichtig, dass du dir die Zeit nimmst, um die Unterschiede zwischen Coaching und Therapie zu verstehen, bevor du dich letztlich für einen Weg (oder beide) entscheidest.

Dieses Buch ist kein Therapieersatz! Erst recht nicht, wenn du an einem Burn-out leidest. Es kann begleitend genutzt werden, aber ich rate dir dennoch in diesem Fall dazu, dir professionelle Hilfe zu suchen. Letztendlich musst du entscheiden, welche Beratung dir am meisten dabei helfen könnte, deine Ziele zu erreichen. So oder so: Mit einer guten Anleitung, mit etwas Motivation und professioneller Unterstützung kannst du dein Leben selbst in die Hand nehmen und dauerhafte Veränderungen schaffen.

Zum Aufbau dieses Buches

Dieses Buch ist in drei Phasen aufgeteilt. In **Phase 1** erfährst du mehr über dich, deine Einzigartigkeit und Ziele. **Phase 2** soll dir mit den Themen Selfcare und Stressmanagement dabei helfen, in die Umsetzung zu kommen. Zum Schluss kannst du in **Phase 3** herausfinden, wie du mit Zeitmanagement und Visionsarbeit dranbleibst.

Dieses Buch ist als Workbook gestaltet – hinter vielen Themen findest du **Aktivseiten,** bei denen du gefragt bist.

Mach den nachfolgenden **Realitäts-Check,** um eine Bestandsaufnahme zu bekommen und schau dir nach getaner Arbeit im **Abschluss-Check** am Ende des Buches an, was du alles erreicht hast.

Diese Icons findest du im Buch:

Schnappe dir einen Stift und halte hier deine Gedanken fest oder reflektiere das Gelernte.

Diese Bereiche zeigen dir auf einen Blick meine besten Tipps und Tricks.

Realitäts-Check

Bevor ich dich gleich auf meine Achterbahnfahrt durch die Arbeitswelt mitnehme, möchte ich dich zu einem Realitäts-Check animieren, in dem du dir klarmachst, womit du in deinem Job unzufrieden bist. Im besten Fall kannst du am Ende dieses Buches auf deine Gedanken zurückschauen, aber mit einem klaren Plan dafür, wie du deine Situation verbessern kannst.

Welche Intention hat dich zum Buchkauf bewegt?

Vorweg muss ich dir leider gleich die Illusion rauben, dass ich dir hier *die einzig wahre* Lösung für deine eigene Work-Life-Balance auf dem Silbertablett servieren werde. Am meisten wirst du jedoch für dich mitnehmen, wenn du dich auf meine Fragen und Aufgaben einlässt und sie bearbeitest. Selbst wenn dir dabei die ein oder andere Methode bereits in ähnlicher Form begegnet ist, so sind wir Menschen doch Wiederholungstäter:innen, müssen manches für die Umsetzung also auch mehrmals hören und lesen.

Für mich setzt sich Work-Life-Balance aus vielen Aspekten zusammen, um die wir uns kümmern müssen. Dazu zählen beispielsweise Stressmanagement, unsere Job-Beziehungen und unsere Komfortzone. Und genau darum wird es sich in den folgenden Kapiteln drehen.

....

....

....

....

....

....

Was belastet dich in deinem Beruf gerade am meisten?

Bei vielen meiner Coaching-Kund:innen ist der größte Schmerz bei den zwischenmenschlichen Beziehungen zu finden. Wie sehr sie sich im Job auch anstrengen und abliefern – die Arbeit wird nicht wertgeschätzt und sie fühlen sich auf menschlicher Ebene nicht gesehen. Eine weitere häufig genannte Belastung ist der Workload. Du bist also nicht allein damit, wenn dir der Gedanke an deine To-do-Liste Bauchschmerzen bereitet! Bei vielen Unternehmen wird am falschen Ende gespart: beim Personal. Du hast also nicht nur das Gefühl, dass du den Job zweier Leute machst – du machst es tatsächlich.

Welchen Traumberuf hattest du als Kind, was hast du später erlernt und wo arbeitest du heute?

Das Schöne an der Kindheit ist, dass wir zu dieser Zeit noch groß träumen. Ich wollte Comic-Zeichner:in werden, arbeite heute aber remote von Mallorca als Work-Life-Coach:in. Hätte ich damals gedacht, dass mich dieser Job mal erfüllen würde? Nein. Hätte ich gedacht, dass ich irgendwo auf einer kleinen Insel im Mittelmeer sitzen und von zu Hause aus arbeiten würde? Nein. Wir wachsen in unsere berufliche Identität rein und mit der Zeit verschieben sich unsere Prioritäten. Während meiner Zeit in Berlin habe ich zum Beispiel in der Werbebranche gutes Geld verdient, konnte mir also schöne Urlaube und Markenklamotten leisten. Überraschung: Selbst das Geld und die finanzielle Sicherheit stimmten mich nicht zufrieden, im Gegenteil, ich war sogar zutiefst unzufrieden im „goldenen Käfig". Einfach weil mir der Job keinen Spaß machte. Denn Glück lässt sich nicht kaufen – und wenn, dann nur für kurze Zeit. Wahre Zufriedenheit entsteht erst, wenn dein Berufs- und dein Privatleben im Einklang miteinander sind. Mein kostbarstes Gut ist Zeit. Ich liebe die Arbeit an neuen Projekten, meinen Coaching-Kund:innen weiterzuhelfen. Aber eben auch nur so lange, wie ich genau so viel Zeit in *mein* Privatleben investiere – in Freundschaften, Yogastunden und Spaziergänge bei Sonnenuntergang am Strand.

....

....

....

....

....

....

....

Welche Aspekte gefallen dir trotz der vielleicht negativen Gesamtsituation an deinem aktuellen Job?

Diese Frage ist wichtig, weil ich mir ziemlich sicher bin, dass du mindestens drei Punkte benennen kannst. Dir muss bewusst werden, dass du deine Situation in eine positive Richtung lenken *kannst* – auch ohne deinen Job zu kündigen. Ich möchte auch nicht, dass du aufgrund einer gerade schwierigen Phase die Freude an deinem Job verlierst. Dein Arbeitsleben ist wie eine Beziehung: Es erfordert kontinuierliche Arbeit an der Sache selbst. Viele sehen die Kündigung als einzigen Ausweg, aber bemerken dann schnell bei der neuen Stelle die gleichen Schattenseiten. Aus diesem Grund geht es im ersten Kapitel darum, wie du dein Leben selbst in die Hand nimmst.

....

....

....

....

....

....

....

....

....

....

....

....

Phase 1

Wer bist du?

Meine Story – 1. Teil

Mein Traumjob? Als Kind wollte ich Comic-Zeichner:in werden. Warum, weiß ich gar nicht mehr so genau, aber ich war ein großer Fan und der Hype um japanische Animes schwappte gerade nach Deutschland. Ich weiß noch, wie ich versuchte, die Charaktere von Sailor Moon und Co. vom Fernseher abzumalen – was sich als recht schwierig herausstellte, weil wir nur drei Programme hatten, ich das „coole" Programm mit den Animes also nur bei meiner besten Freundin schauen konnte. Ich verbrachte Stunden allein in meinem Kinderzimmer, dachte mir Geschichten aus und erweckte sie dann auf dem Papier zum Leben. Tatsächlich schickte ich sogar zwei meiner Comics bei einem Zeichenwettbewerb ein … wenn auch erfolglos. Die Faszination für die japanische Zeichenkunst blieb jedoch noch einige Jahre bestehen, bis ich als Teenager die schillernde Modewelt für mich entdeckte – im Otto-Katalog.

Insgesamt war meine Schulzeit ziemlich scheiße und ich kann mich noch genau an den Moment erinnern, als ich mit zwölf Jahren auf dem Schulhof gefragt wurde: „Bist du ein Junge oder ein Mädchen?" Zu dem Zeitpunkt hatte ich mich noch nicht näher mit meiner eigenen Identität auseinandergesetzt. Bei meiner Geburt wurde mir das männliche Geschlecht zugewiesen. Es wurde in den folgenden Schuljahren noch schlimmer, ich hatte definitiv mehr Feind:innen als Freund:innen, auch wenn es einige gab, die mich immer unterstützten und zu denen ich noch heute Kontakt habe. Ich war kein lautes Kind, sondern eher schüchtern, aber irgendetwas löste Reaktionen bei den Menschen aus. Vielleicht waren es die experimentellen Outfits? Ich probierte viel aus und würde im Nachhinein sagen, dass ich wohl mit Mode versuchte, meine eigene Identität zu entdecken – an einem Tag mit schwarzer Paillettenhose, am anderen mit riesigem Schal im Zebraprint. Für mich spannend, aber für die Kleinstadtmodepolizei zu viel.

In der Modewelt fand ich einen Zufluchtsort für mich. Eine glamouröse Welt. Wie für mich gemacht, weil sie auch Menschen wie mich akzeptierte und verstand – or so it seemed. Meine Mutter hatte mir das Nähen beigebracht und mich beim Nähen meiner ersten Taschen, T-Shirts und Kleider unterstützt. Anschließend eröffnete ich einen kleinen Onlineshop und begann, meine kleine Kollektion zu verkaufen. Ich weiß zwar nicht, wie, aber ein lokaler Radioreporter erfuhr von meiner Geschichte und stattete mir für einen Bericht zu Hause einen Besuch ab. Zu dem Zeitpunkt im Jahr 2008 war ich 15 Jahre alt, unglaublich aufgeregt, aber happy zugleich, dass sich jemand von der Presse für mein kleines Modelabel interessierte. Das mag etwas dramatisch klingen, aber dieser Moment veränderte mein Leben komplett, denn so schnappte eine RTL-Redakteurin meine Story auf und kam mich ebenfalls besuchen – dieses Mal mit einem Kamerateam. Daraufhin folgten vier aufregende Jahre mit eigenen Modeschauen auf der Berlin Fashion Week, Gastauftritten bei *stern TV*, *VIVA Live!* und *im KiKA* sowie einer eigenen Modelinie mit Onlinevertrieb.

Ich würde fast behaupten, dass mir dieser frühe Jobeinstieg das Leben rettete, denn so konnte ich endlich aus der Schule ausbrechen und dem Mobbing entfliehen. (Mein Abitur habe ich in der Zeit ganz brav trotzdem abgeschlossen, auch wenn ich insgeheim wusste, dass ich es für diese Branche nicht brauchen würde.) Wenn ich mich so an die Zeit zurückerinnere, war sie definiert von Extremen geprägt: Auf der Fashion Week wurde ich für meine Outfits gelobt und von Streetstyle-Fotograf:innen abgelichtet, aber auf dem Schulhof dafür ausgelacht und angespuckt. Dieser Zufluchtsort der Modewelt gab mir Halt während der letzten Schuljahre, denn ich wusste: Wenn ich meinen Schulabschluss in der Tasche habe, bin ich weg – Berlin, London, Paris, egal!

So sollte es dann auch kommen. Mit meinem … na ja … mittelmäßigem Abitur in der Tasche und einer Bewerbungsmappe voller Zeichnungen, Collagen und Nähproben nahm ich all meinen Mut zusammen und bewarb mich an einer renommierten Berliner Hochschule für Mode. Ich schaffte es in die erste Bewerbungsrunde. Das Verfahren war heftig – eine Mischung aus *Der Teufel trägt Prada* und *Big Brother*: 40 Bewerber:innen mussten unter Zeitdruck verschiedene Aufgaben in einem kleinen Raum erfüllen. Manche weinten, manche brachen ab, der Druck war zu hoch. So ging das drei Tage lang. Täglich mussten Bewerber:innen ihre Tasche packen und gehen. Ich wollte aber unbedingt an dieser Hochschule Modedesign studieren, also biss ich die Zähne zusammen und lieferte ab.

Die vielen Testaufgaben und die nervenaufreibenden Wartezeiten haben sich schlussendlich gelohnt. Ich wurde neben 14 weiteren angehenden Modedesigner:innen für die Klasse ausgewählt und fing ein halbes Jahr später mit dem Studium an. Rückblickend war es für mich der beste Ort zur Selbstfindung. An dieser Kunsthochschule war einfach alles erlaubt, ich konnte mich frei entfalten und mich endlich so ausdrücken, wie ich wollte.

→ **Kleiner Funfact am Rande: Ich war in meinem ersten Berlin-Jahr oft als Dragqueen feiern – schlussendlich auch mein Aha-Moment, bei dem ich realisierte, dass meine weibliche Seite zum Vorschein kommen möchte.**

Mir war zu dem Zeitpunkt noch nicht klar, welche Wellen diese Erfahrung schlagen wird, aber ich wusste, dass sich etwas ändern musste, damit ich mich in meinem Körper wohlfühle. Passend dazu bekam ich 2014 die Chance, ein Praktikum bei der Streetstyle- und DJ-Ikone Larry Tee (war Teil der New Yorker 80er-Club-Kids-Szene und einer von RuPauls Songwritern) in London zu absolvieren – ein völlig neuer Lebensabschnitt, den ich gut zu nutzen wusste: Von nun an stellte ich mich nur noch mit Leni und weiblichen Pronomen vor. In London habe ich gemerkt, dass es wichtig ist, die Komfortzone zu verlassen, damit sich etwas zum Positiven verändern kann. Wäre ich damals nicht ins Ausland gegangen, wo mich niemand kannte, wer weiß, wo ich heute wäre … Die Freiheit, sich selbst neu erfinden zu können, ist einfach eine wunderbare Erfahrung.

London hatte mein Portemonnaie komplett leer gefressen, also musste ich mir nach meiner Rückkehr nach Berlin erst einmal einen Minijob suchen. Ich hatte mittlerweile schulterlange Haare, trug Make-up und androgyne Kleidung, doch eins konnte ich nicht so leicht anpassen: meine Stimme. Sie ist recht tief und erfahrungsgemäß wurde ich spätestens dann von anderen Menschen geclocked[1], sobald ich den Mund aufmachte. Dennoch fing ich einen Nebenjob in einem Strandbad-Café an, was mir täglich dabei half, meine Unsicherheit bezüglich meiner Stimme wegzutrainieren.

[1]*Bedeutung: wenn eine andere Person dich als trans* erkennt*

Lange sah ich meine Stimme und meine queere Identität als Schwäche an, vor allem jobtechnisch. Der Kontakt zu Menschen, die Kommunikation, meine Empathiefähigkeit waren aber immer meine Stärken, ironischerweise braucht man dafür bekanntermaßen seine Stimme. Das Strandbad hat mir wirklich dabei geholfen, mich so zu akzeptieren, wie ich nun mal war und bin. Den meisten Gäst:innen war mein Erscheinungsbild egal, sie wollten einfach ihre Bestellung haben. Auch die komischen Blicke oder blöden Sprüche hielten sich in Grenzen, aber durch sie lernte ich, dass aggressive Äußerungen mir gegenüber viel mehr mit den Sprecher:innen als mit mir zu tun hatten. Denn es macht weniger Probleme, mit der Masse zu schwimmen als vielleicht anzuecken, wie ich damals. Aber weißt du was? Das ist auch ziemlich langweilig!

1. Nimm dein Leben selbst in die Hand!

Akzeptiere deine Stärken und Schwächen

Wie möchtest du dich verbessern? Möchtest du einen Skill lernen, der dich bei unbeliebten Aufgaben schneller ans Ziel bringt? Oder an deinem Selbstwertgefühl arbeiten? Das sind Ziele zur Selbstoptimierung, die ich schon oft von Coaching-Kund:innen gehört habe. Es gibt einen roten Faden, der sich durch all die Wünsche zieht: Die meisten Menschen denken an ihre Schwächen, wenn sie darüber nachdenken, etwas zu verbessern.

Warum aber sollten wir unseren Schwächen so viel Aufmerksamkeit schenken?

Warum nutzen wir nicht die Chance, unsere Stärken zu verstärken?

Weil die meisten Menschen der Überzeugung sind, dass sie eher ihre Schwächen als ihre Stärken ändern können. Sie sehen ihre Stärken als festen, unveränderbaren Bestandteil ihrer Persönlichkeit an. Du bist beispielsweise superselbstbewusst und kannst deshalb Projekte und Ideen gut vor anderen Menschen präsentieren. Würdest du auf die Idee kommen, eine Fortbildung zu besuchen, um deine Kommunikations-Skills zu optimieren? Wahrscheinlich nicht, aber genau darin liegt der Fehler. Dir ist *mindestens eine* besondere Gabe in die Wiege gelegt worden, mit diesem Talent solltest du von nun an arbeiten. Behandle es wie eine Pflanze, die wachsen möchte. Schenke deinem Talent Aufmerksamkeit und schau, dass du dich in den Aspekten verbesserst, die dir von Natur aus schon gut liegen. Verschwende keine Zeit daran, dich in dem zu verbessern, was du nicht gut kannst und dir wahrscheinlich auch keine Freude bringt.

Wer will schon scheitern?

Es gibt einen weiteren Grund, warum wir uns mehr auf unsere Stärken konzentrieren sollten: Wir scheitern oft bei dem Versuch, unsere schlechten Gewohnheiten zu ändern. Viele überschätzen schlichtweg ihre Fähigkeit, Schwächen zu verändern, daher setzen sie sich unrealistisch hohe Ziele. Die Enttäuschung ist am Ende groß und überschattet die Möglichkeit, die in unseren Stärken schlummert.

In diesem Kapitel möchte ich dir gar nicht absprechen, dass du deine schlechten Angewohnheiten loswerden kannst, ich möchte vielmehr einen liebevollen und realistischen Umgang mit ihnen aufzeigen – sowie die Chancen, die mit deinen Stärken einhergehen. Sei nicht so hart zu dir selbst und setze dir lieber kleine Ziele als gleich ganzjährige Vorsätze. Das garantiert Erfolgsmomente! Statt also „Ich gehe ab jetzt jeden Morgen vor der Arbeit eine Stunde joggen, um wach in den Tag zu starten" könntest du erst mit einem 15-minütigen Spaziergang an der frischen Luft starten, um deine Zellen im Körper zu aktivieren. Ohne dich jedoch zu überfordern.

Denken wir mal an jedes beliebige Neujahr und dessen Vorsätze: Nehmen wir an, du kommst jeden Morgen unter der Woche schwer aus dem Bett, bist deshalb zu spät bei der Arbeit, gestresst und unkonzentriert. Der erste Gedanke wäre: Du nimmst dir zu Neujahr vor, immer früher schlafen zu gehen und dir einen lauten Wecker zu stellen, der dich aus dem Bett jagt. Was wäre aber, wenn du diese vermeintliche Schwäche einfach akzeptierst? Es könnte ja schlicht dein Biorhythmus als Nicht-Morgenmensch sein. Achte mal im Arbeitsalltag darauf, wann du am produktivsten bist, ohne dich dafür sonderlich pushen zu müssen. Bei mir ist das meist zwischen 12 und 15 Uhr. In dieser Zeit muss ich mich nicht mal sonderlich anstrengen, um konzentriert und kreativ zu arbeiten. Welche Zeit solltest du dir genau dafür von Meetings freihalten? Wann kommst du so richtig in den Flow?

Stärken und Schwächen erkennen

Auf den nächsten Seiten werde ich dich dazu einladen, deine Stärken und Schwächen aufzuschreiben. Nimm dir fünf Minuten Zeit dafür und bewerte außerdem, wie sehr du deine Stärken bereits im Job einsetzt.

Falls du das Gefühl hast, dass deine Superkräfte gar nicht zum Einsatz kommen, dann solltest du dir überlegen, wo und wie du sie proaktiv im Job besser einsetzen kannst. Manchmal hilft da auch ein Gespräch mit anderen, vielleicht deine Chefin oder ein Kollege, um gemeinsam zu schauen, welche Aufgaben besser zu deinen Skills passen.

Links wirst du nun eine Auflistung deiner Schwächen haben. Versuche, sie als einen Teil von dir anzunehmen – wie deine Stärken. Ja, ich weiß, einfacher gesagt als getan, aber es ist ein erster Schritt in Richtung Klarheit und Zufriedenheit!

Reflexion

Schwächen	Stärken	Wo kommen sie im Job zum Einsatz?
....	.... →	....
....	.... →	....
....	.... →	....
....	.... →	....
....	.... →	....

Verlasse die Komfortzone

Eine unserer größten Schwäche als Menschen ist die Tendenz, uns in unserer Komfortzone einzunisten. Die Gefahr lauert noch mehr im monotonen Arbeitsalltag: morgens immer der gleiche Erdbeerjoghurt, mittags das langwierige Meeting mit Kolleg:innen und zum Feierabend immer die gleichen Aufgaben. Das klingt erst einmal entspannt, aber es birgt auch die Gefahr, dass wir uns nicht mehr weiterentwickeln. Dieser Zustand kann uns auf Dauer unglücklich machen, denn dieses Muster kann sich auch auf unser Privatleben auswirken. Wir erschaffen auf ganz natürliche Art und Weise eine Komfortzone, damit wir uns im Arbeitsumfeld wohlfühlen, und es ist auch eine Art Schutzschild gegen Unerwartetes, das in den meisten Fällen Herausforderungen bedeuten würde. Und die sind in der Regel anstrengend.

Der Nachteil dabei ist, dass sich auf Dauer Langeweile breitmacht, wenn wir bei der Arbeit immer wieder die gleichen Gewohnheiten und Verhaltensweisen an den Tag legen. Vielleicht hast du Angst vor Fehlern, vielleicht hast du großen Respekt vor dem Unbekannten: zwei weitverbreitete Motive für den überschaubaren Zufluchtsort namens Komfortzone.

Komfortzone als Verhaltensraum zur Minimierung von Stress und Risiken

Und ja, natürlich ergibt das auf den ersten Blick Sinn! Aber ohne berufliche Ziele kann das dazu führen, dass wir uns festgefahren und mitunter sogar verloren fühlen. Die selbst geschaffene Routine kann mit der Zeit zu Demotivation führen, diese wiederum zu Vernachlässigung und schlussendlich zu Frustration im Job. Dieses Gefühl hindert uns daran, voranzukommen und Expert:in in dem zu werden, was wir eigentlich lieben.

Blockaden identifizieren

Wir müssen also unsere Blockaden identifizieren.

- Was langweilt dich?
- Warum bist du demotiviert?
- Betrifft es nur dich oder sind auch andere involviert?
- Hast du Entscheidungsgewalt?
- Kannst du etwas an der Situation verändern oder steckst du fest?

Diese Blockaden werden dich daran hindern, neue berufliche Ziele zu erreichen. Es gilt also:

Erkennen → Etwas verändern → Komfortzone verlassen

Zu Beginn müssen wir uns bewusst werden, dass es für eine mögliche Weiterentwicklung konsequentes Handeln bedarf. Eine zu hohe Erwartungshaltung ist jedoch nicht förderlich.

Aus der Komfortzone auszubrechen, kann ein langsamer Prozess sein. Wichtig ist, dass wir irgendwo anfangen. Es geht darum, dir vorzustellen, welche Ziele du erreichen möchtest. Schreibe dir also nun ein konkretes Ziel mit einer Deadline auf:

Ich will ....

bis zum .... erreichen.

Das Erfolgsgeheimnis liegt in kleinen täglichen Veränderungen, beispielsweise:

- Früher zu Bett gehen
- Fahrtweg zur Arbeit ändern
- Deko auf deinem Schreibtisch neu anordnen
- Gespräche mit Kolleg:innen über deine Zukunftspläne führen

- Was fällt dir spontan noch ein: ....

....

....

Um unsere Ziele zu erreichen, müssen wir Risiken eingehen. Die Herausforderung besteht darin, Entscheidungen mit einem gewissen Maß an Unsicherheit zu treffen. Wir können leider unmöglich im Vorfeld abschätzen, welche Entscheidung „die richtige" sein wird. Aber ich verspreche dir, dass jede Entscheidung dich voranbringen wird.

Bei mir waren das damals viele unbezahlte Praktika, nach denen ich genau wusste, dass ich diesen Job nicht machen wollen würde. War jedes dieser Praktika also jeweils „die richtige" Entscheidung? Wahrscheinlich nicht, eher Zeitverschwendung. Dennoch wusste ich dank diesen Erfahrungen schon früh, was ich mir für meinen Job wünsche – und was eben nicht. Schätze also unbedingt die Vorteile deiner Entscheidung grob ein und finde darin deine Motivation gegen die Routine.

Wissenshunger nach Horizonterweiterung

Der Wissenshunger, also die Neugierde auf Neues, ist ein weiterer Trick, um dem langweiligen Alltagstrott zu entfliehen. Es ist von Vorteil, dass wir uns regelmäßig Neues aneignen und uns neuen Herausforderungen stellen. Dabei geht es nicht darum, den anderen zu zeigen, wie klug und großartig wir sind (das wissen wir ja schließlich ;)), sondern vielmehr darum, sich selbst ein bisschen zu fördern. Neue Kenntnisse durch Schulungen, eine neue Sprache lernen, einen anderen Beruf studieren – all das sind gute Optionen, um die eigene Komfortzone im Beruf zu verlassen. So erwirbst du Kompetenzen und es öffnen sich neue Türen. Networking und die Teilnahme an Konferenzen und Retreats dienen neben dem informativen Input dazu, Menschen zu treffen, die für deine berufliche Zukunft relevant werden könnten.

Deine „persönliche Marke“

Das mag jetzt vielleicht komisch klingen, aber du bist deine „persönliche Marke“, dein Business-Ich sozusagen. Das ist wichtig für das Netzwerken, denn in dieser schnelllebigen Arbeitswelt müssen wir den Leuten in Erinnerung bleiben. Überlege dir also in Ruhe, was dich als Person ausmacht und was sich wichtige Businesskontakte von dir merken sollen. Wie kannst du das besonders hervorheben und fördern?

....

....

....

....

....

....

....

Jenseits dessen ist es aber auch schön, sich mit Gleichgesinnten auszutauschen, um auf neue Ideen für das eigene Work-Life zu kommen und so dann auch in die Balance zu finden.

Ein weiterer Schlüssel, um die Komfortzone bei der Arbeit zu verlassen, besteht in einer proaktiven Haltung: Brich das Schweigen beim nächsten Meeting und bring deine Ideen mit in die Besprechung ein. Wenn deine Meinung von Kolleg:innen anerkannt und verstanden wird, bringt das eine Dynamik in deinen Flow und du wirst sowohl aktiver als auch wachsamer!

Welcher nächste Schritt macht dir in deinem Job Angst?

....

....

Welche Erkenntnisse hast du in den letzten Wochen bereits gewonnen?

....

....

In welchen Bereichen siehst du bei dir noch Wachstumspotenzial?

....

....

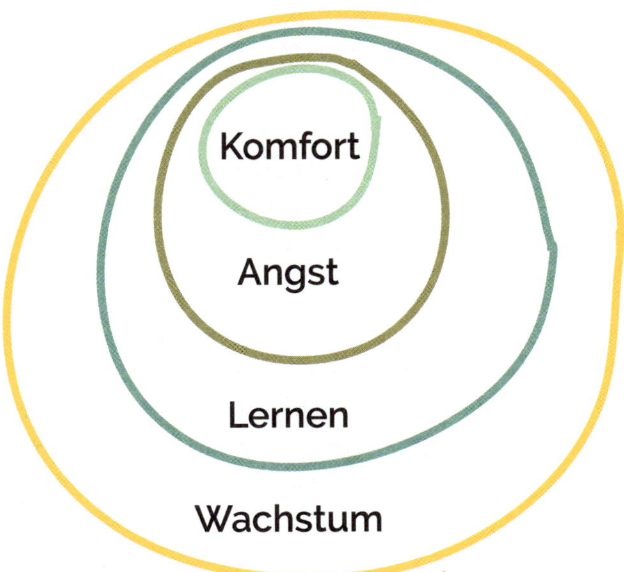

Überwinde deine Angst

Wie wir ja bereits festgestellt haben, ist es nicht ganz einfach, seine Komfortzone zu verlassen. Warum? Weil es uns Angst macht. Das Unbekannte macht uns Angst. Daher sprechen wir in diesem Abschnitt über Angstzustände bei der Arbeit. Kennst du dieses Gefühl von Angst und Überwältigung, wenn du deinen Arbeitsplatz betrittst? Damit bist du nicht allein!

Dieses konstante Unwohlsein hatte ich auch bei meinem damaligen Job in der Berliner Werbeagentur.

Tricks gegen den Teufelskreis

Es gibt viele verschiedene Ängste, die uns bei der Arbeit verfolgen können, beispielsweise bei einer neuen Aufgabe zu versagen oder etwas vermeintlich Blödes zu sagen, sodass einen danach alle für wenig intelligent halten. Oder die Angst vor Präsentationen oder Kritik (sei sie von dir geäußert oder an dich gerichtet). Die Liste ist noch viel länger, aber weißt du, was wirklich ärgerlich an diesen Ängsten ist? Sie beeinträchtigen dein Wohlbefinden und das entspannte Work-Life, das du für dich erschaffen möchtest.

Im Arbeitsleben können wir uns (und zwar wir alle!) nur einer Sache gewiss sein: der stetigen Veränderung. Alles um uns ist kontinuierlich in Bewegung: Menschen, berufliche Beziehungen, Projekte, der Arbeitsplatz. Dennoch macht uns Veränderung Angst, sodass wir manchmal alles tun, um sie zu vermeiden. Bis uns die Situation selbst zum Handeln zwingt.

Wenn du also deine Ängste im Arbeitsalltag loswerden möchtest, solltest du versuchen, etwas Energie aufzuwenden, um die folgenden Punkte in deinen Alltag zu integrieren.

Sobald du morgen wieder am Arbeitsplatz bist, halte dich an diesen sechsschrittigen Fahrplan:

1. Lerne, deine Angst zu verstehen

Wovor hast du konkret Angst? Welche Situation macht dich nervös? Sobald du diese zwei Fragen beantwortet hast, beobachte deine Gefühle und lerne den Ursprung dieser Sorgen zu verstehen. Beispiel: Du bekommst eine neue Aufgabe zugeteilt, sofort schießt dir die Angst in den Kopf. Kläre in diesem Moment mit dir selbst, dass letztlich nicht die neue Aufgabe dir Angst macht, sondern dass dein Selbstbewusstsein noch nicht stark genug ist. Also arbeite daran, dass du selbstbewusster an neue Herausforderungen rangehst. Das Thema Ausstrahlung und Selbstbewusstsein schauen wir uns in Kapitel 2 ab Seite 50 genauer an.

2. Lass die negativen Gedanken hinter dir

Halt, stopp! Jetzt mal unter uns: Sich etwas schlecht zu reden und die äußeren Umstände am Arbeitsplatz für die eigene Situation verantwortlich zu machen, bilden den perfekten Fluchtweg vor der eigenen Überwindung. Klar, es wird dich Energie kosten, deine Ängste zu überwinden – aber es lohnt sich dafür umso mehr. Ja, manchmal ist es nicht leicht, sich aus diesem negativen Mindset zu lösen, aber es birgt die Chance, dich selbst und deine Handlungen besser zu verstehen. Vergiss die Sorgen und lass dir von ihnen nicht weiter einreden, dass alles schlecht sei.

3. Bleib im Flow

Wenn du beschäftigt bist und dich für dein aktuelles Projekt begeistern kannst, wirst du alles andere um dich herum vergessen. Sobald du also auch nur einen Funken Angst verspürst, pick dir eine kleine Routineaufgabe von deiner To-do-Liste heraus – zum Beispiel den nächstmöglichen kleinsten Schritt – und lege sofort damit los. Dieser Ablenkungsmechanismus wird dir dabei helfen, den Angstzustand im Moment zu lindern. Damit konditionierst du dich letztlich selbst dahin, dass die Angst gar nicht erst auftauchen muss.

4. Sprich über deine Ängste

Wenn du bei der Arbeit bist und Überforderung verspürst, dann verkrieche dich nicht hinter deinen Aufgaben, sondern sprich über deine Gefühle. Verlass deine:n innere:n Einzelkämpfer:in und nimm einen gut gemeinten Ratschlag an oder bitte deine Kolleg:innen um Hilfe. Ich bin mir sicher, dass du Unterstützung bekommst – aber eben nur, wenn du transparent damit umgehst und offen darüber sprichst.

5. Setze klare Grenzen

Wenn wir in den Angstmodus verfallen, sind wir eher bereit, alle möglichen Konditionen für die Arbeitssituation anzunehmen, auch wenn wir damit eigentlich nicht einverstanden sind. Es gibt Kolleg:innen, die das spüren und ausnutzen werden. Wenn dieser Fall bei dir eintritt, solltest du dir klarmachen, dass du immer über alles sprechen und Konditionen auch nachverhandeln kannst. Sprich darüber und finde mit den anderen Beteiligten eine Lösung!

6. Bleib entspannt

Bei Angstzuständen verfallen wir oft in eine eigene Welt, sind nicht mehr ansprechbar und geraten schnell in eine Art Schockstarre. Erschaffe eine entspannte Atmosphäre: ruhige Musik, Kerze auf dem Schreibtisch, beruhigenden Tee oder etwas anderes, das dich zurück ins Hier und Jetzt bringt.

Reflexion

Denke an die letzte Situation, in der du Angst bei der Arbeit hattest. Wie hast du dich verhalten?

Das war die Situation:

....

....

....

So habe ich mich verhalten:

- Ich bin im Gedankenstrudel versunken und habe viel Zeit verloren.
- Ich habe mich mit einer Aufgabe abgelenkt.
- Ich habe mit jemandem darüber gesprochen.
- Ich habe mich geschämt und es für mich behalten.
- Ich hatte eine Panikattacke und musste raus.

Das würde ich beim nächsten Mal anders machen:

....

....

....

....

....

Welche Situationen im Arbeitskontext lösen Angst in dir aus?

- Präsentationen
- Neue Aufgaben/Verantwortung
- Anwesenheit von einer bestimmten Person! Von wem?

....

- Kritik äußern zu müssen
- Eine „blöde" Frage zu stellen
- Nicht schnell/gut genug zu sein
- Angst vor Fehlern
- Etwas anderes:

....

....

....

Hast du eine Idee, wie du diese Angst lindern kannst?

....

....

....

Selbst-Check

	0%					100%
1. Wie mutig bist du?	●	●	●	●	●	●
2. Wie optimistisch bist du?	●	●	●	●	●	●
3. Würdest du dich als smart bezeichnen?	●	●	●	●	●	●
4. Kannst du Kritik gut annehmen?	●	●	●	●	●	●
5. Kannst du Kritik offen kommunizieren?	●	●	●	●	●	●
6. Hast du starke Angst, Fehler zu machen?	●	●	●	●	●	●
7. Kannst du gut Grenzen setzen?	●	●	●	●	●	●
8. Achtest du im Joballtag auf deine Bedürfnisse?	●	●	●	●	●	●
9. Wendest du Achtsamkeitsübungen im Alltag an?	●	●	●	●	●	●
10. Kannst du Lob annehmen?	●	●	●	●	●	●
11. Hast du das Gefühl, du bist gut in deinem Job?	●	●	●	●	●	●
12. Hast du Angst vor der Ungewissheit?	●	●	●	●	●	●

Die Kraft der Gedanken: positives Mindset

Um all das mit den richtigen Gedanken in die Tat umsetzen zu können, nehmen wir jetzt dein Mindset in den Blick. Lass uns mit ein paar Fragen in das Thema einsteigen:

- Wie viele positive Dinge widerfahren dir an einem Tag – oder in einer Woche?
- Was denkst du: Ist eine positive Grundhaltung erlernt oder wird man so geboren?

Eine positive Einstellung im Joballtag bringt so einige Vorteile mit sich. Sie macht dich nicht unbedingt besser in dem, was du tust, aber sie hat die Kraft, deine Lebensqualität zu erhöhen und deine Ausstrahlung zu verbessern. Deine Kolleg:innen werden dich mit anderen Augen sehen und sind unterbewusst eher dazu bereit, dir zu deinem Erfolg zu verhelfen. Das kennst du bestimmt: Du hast gerade einen neuen Job angefangen und bist noch Feuer und Flamme für all die neuen Aufgaben, Menschen und den allgemeinen Vibe am Arbeitsplatz. Wenn du es schaffst, diesen Enthusiasmus auch über mehrere Jahre aufrechtzuerhalten, dann wirst du besser mit stressigen Phasen umgehen können, denn die gibt's in jedem Job und lassen sich manchmal einfach nicht vermeiden. Wie wir aber mit ihnen umgehen, können wir kontrollieren. Eine positive Grundhaltung kann bei Kolleg:innen ansteckend wirken und sie hilft auch bei potenziellen Aufstiegsmöglichkeiten. Denn Menschen sind emotionale Wesen. Zudem kann eine Person mit positiver Grundeinstellung besser mit konstruktiver Kritik umgehen. Schon ein Lächeln oder ein kleines Kompliment kann die Stimmung einer anderen Person in deinem Arbeitsumfeld verbessern. Du musst bereit sein, etwas von deiner positiven Energie abzugeben, und du wirst sie im Umkehrschluss empfangen. Mit diesen fünf Impulsen kannst du dein positives Mindset trainieren:

1. Sage dir selbst positive Affirmationen auf, die dich bestärken.
2. Halte Augenkontakt mit deinen Mitmenschen.
3. Schenke Kolleg:innen ein Lächeln beim Betreten des Raums.
4. Sitze aufrecht bei Meetings und am Arbeitsplatz.
5. Sprich positiv über deine aktuellen Projekte und Erfahrungen.

Selbstgespräche fühlen sich für viele Menschen erst einmal komisch an, aber mit etwas Übung können positive Affirmationen deinen Arbeitsalltag erhellen. Dabei handelt es sich um einfache Aussagen, die ein Ziel oder eine universelle Wahrheit beschreiben, die du in deinem Gehirn verankern möchtest. Die Sätze können selbstbezogen („Ich bin kraftvoll, selbstbewusst und kann alles erreichen.") oder nach außen gerichtet sein („Ich schätze meinen Job und die Menschen, mit denen ich arbeite."). Wenn sie regelmäßig wiederholt werden, stellt sich dein Unterbewusstsein mit der Zeit darauf ein. Du konditionierst dich also selbst. Auch wenn es dich anfangs etwas Überwindung kosten wird, kann es mit etwas Übung zu einer ziemlich hilfreichen und befreienden Gewohnheit werden.

Schauen wir uns jetzt die drei Komponenten für ein positives Mindset im Arbeitsleben genauer an: dein Business-Ich, dein Job und deine Mitmenschen:

Feiere dich selbst öfter!

Die wahrscheinlich bekannteste Art der Affirmation ist die, die unseren eigenen Wert bestätigt. Eine Reihe von schlechten Tagen, Fehlern oder Entscheidungen kann dazu führen, dass wir unsere Fähigkeiten infragestellen und uns mit Aufgaben herumquälen, die wir normalerweise mit Leichtigkeit erledigen würden. Affirmationen müssen nicht laut ausgesprochen, aber dafür wiederholt werden, damit sie ihre Wirkung entfalten. Wenn du nicht mit deinem Spiegelbild reden möchtest, dann wähle eine Affirmation aus, die dir gefällt, und schreibe sie stattdessen auf. Platziere den Zettel so, dass du ihn täglich vor Augen hast, beispielsweise an der Wand über deinem Schreibtisch oder neben dem Badezimmerspiegel, und wirf immer dann einen Blick darauf, wenn sich wieder Negativität in deine Gedanken schleichen will.

Feiere deinen Job!

Selbst die Superproduktiven unter uns haben Momente erlebt, in denen sie nichts anderes tun wollten, als ihr E-Mail-Postfach zu organisieren und den Schreibtisch aufzuräumen. Mit diesen Trödeleien wollen wir meist unangenehme Aufgaben vor uns herschieben, oder wir machen sie manchmal auch aus purer Langeweile und Unterforderung. Ganz unabhängig von der Ursache können positive Affirmationen dabei helfen, aus dieser Antriebslosigkeit herauszufinden. In dem Kapitel „Überwinde deine Angst" hast du bereits reflektiert, vor welchen Situationen im Joballtag du Angst hast. Schreibe nun die dazu passende Affirmation auf, die diesem negativen Gefühl entgegenwirkt. Beispielsweise: „Ich habe einen großartigen und herausfordernden Job, ich bin bereit, heute etwas Neues zu lernen." Oder: „Ich freue mich auf den Projektabschluss heute." Sprich dir diese Affirmation immer wieder selbst vor, bis du die Energie hast, deine Aufgaben anzupacken.

Feiere deine Mitmenschen!

Wenn du deine Kolleg:innen in ihrem Tun ermutigst, kann sich das positiv auf deine eigenen Perspektiven auswirken. Lob und Anerkennung werden meines Erachtens nach in vielen Unternehmen stark vernachlässigt. Warum also nicht die Initiative ergreifen und es selbst vergeben? Feiere deine Kolleg:innen! Mach ihnen klar, dass sie stolz auf sich und ihre Arbeit sein können. Wenn alle im Team ihr Bestes geben, weil sie davon überzeugt sind, dass sie es können, dann ist das nicht nur ein schönes Teamgefühl, sondern liefert auch großartige Ergebnisse. Solltest du Schwierigkeiten haben, dich selbst oder andere zu motivieren, dann können positive Affirmationen den negativen Teufelskreis durchbrechen und zu neuen Denkweisen inspirieren. Finde heraus, welche Pain Points dir im Weg stehen, und wähle passende Affirmationen, um ihnen entgegenzuwirken. Du wirst sehen, wie dein positives Mindset jeden Tag ein Stückchen wächst – wie eine zarte Pflanze. Und mit der Zeit wirst du immer mehr die positive Einstellung erlernen, man muss also nicht mit ihr geboren werden.

Positive Affirmationen für dich

- Ich gestalte ein Work-Life, das mich motiviert und inspiriert.
- Ich habe genug. Ich schaffe genug. Ich bin genug.
- Ich bin kraftvoll, selbstbewusst und kann alles erreichen.
- Nicht jeder Tag ist ein guter Tag, aber hinter jedem Tag verbirgt sich eine gute Erfahrung.
- Mein Work-Life ist wie Kaffee. Ich weiß, wie es mir am besten schmeckt.
- Auch wenn es mir heute nicht gut geht, weiß ich, was ich brauche, damit es mir besser geht.
- Ich kenne meine Ängste und habe die Kontrolle, wann ich sie zulasse.
- Ich nehme den morgigen Tag so, wie er kommt, und akzeptiere sowohl die schönen als auch die weniger schönen Momente.
- Meine Arbeit erfüllt und inspiriert mich.
- Ich bin dankbar für jede Begegnung, die mir zu meinen Zielen verhelfen wird.

Montagsliebe

Wenn es einen Tag gibt, auf den sich die wenigsten von uns freuen, dann ist es der Montag! Er signalisiert den Beginn einer weiteren langen Woche und erinnert an die nächsten fünf Tage voller Verantwortung, Stress oder auch Langeweile. Schauen wir uns das Phänomen vom Monday Blues aber mal genauer an, dann gibt es ihn eigentlich nicht, denn oft stelle ich im Gespräch mit meinen Kund:innen fest, dass dieselben Erscheinungen bei ihnen auch am Dienstag, Mittwoch und Donnerstag auftreten. (Freitag ist die einzige Ausnahme, denn guess what? Das Wochenende steht vor der Tür.)

Warum aber verteufeln so viele von uns besonders den Montag? Ganz einfach: Er ist das Kontrastprogramm zum entspannten Wochenende, an dem wir keinen oder wenig Stress verspürt haben. Und auch ich hatte lange Zeit mit dem Monday Blues zu kämpfen. Irgendwann habe ich mir gesagt, mit dieser negativen

Einstellung gegenüber dem Wochenstart kann es nicht weitergehen. Mittlerweile sehe ich in jedem Wochenstart die Chance, etwas zu verändern, etwas besser zu machen oder Neues zu lernen.

Diesen Begriff der Montagsliebe habe ich für mich geschaffen. Die Zutaten sind denkbar einfach und ich möchte sie jetzt mit dir teilen. Denn glücklicherweise gibt es Dinge, die wir tun können, um den Monday Blues zu vertreiben und energiegeladen in den Tag zu starten.

Regeln fürs Wochenende: Wenn du montags nicht in bester Form bist, dann kann das daran liegen, dass du deine Sonntagsruhe nicht eingehalten hast. Es ist superwichtig, am Wochenende den Stecker zu ziehen, damit du frisch und motiviert in die neue Woche starten kannst. Im Optimalfall denkst du also überhaupt nicht an die Arbeit. Checke am Sonntag daher auf keinen Fall deine E-Mails oder arbeitsrelevante Chats. Vielleicht schaffst du es sogar, einen kleinen digitalen Detox übers Wochenende einzulegen?

Ebenso wichtig ist das Thema **Schlafhygiene.** Ein konsequenter Schlafrhythmus bedeutet, jeden Tag etwa zur gleichen Zeit ins Bett zu gehen und wieder aufzustehen – und ja, dazu gehören auch Wochenenden und Feiertage. Ich möchte ja keine Spielverderberin sein, aber glaube mir, du wirst insgesamt frischer aufwachen und der Montag wird dir nicht mehr so schlimm vorkommen. Das bedeutet

Stell dein Handydisplay auf Schwarz-Weiß um – rein psychologisch wirken die Apps und Social-Media-Inhalte dann weniger ansprechend auf uns, wir legen das Handy also eher mal weg. Schaffe dir auch einen (körperlichen) Ausgleich, wie beispielsweise eine Wanderung in der Natur oder einen Tagesausflug an einen für dich noch völlig neuen Ort in deiner Umgebung.

nicht, dass du auf deine wilden Wochenendpläne verzichten musst – versuche einfach, es zur Gewohnheit werden zu lassen, immer zur gleichen Zeit schlafen zu gehen. Denn zu wenig (und leider auch zu viel) Schlaf kann sich negativ auf den Montag auswirken. Weniger Schlaf bedeutet, dass du nicht genug Ruhe bekommst, während zu viel Schlaf dazu führen kann, dass dein Schlaf durch häufiges Aufwachen unterbrochen wird. Ich weiß, es ist nicht einfach, aber lass mal den Snooze Button weg ;)

Plane auch deinen Montag schon am Freitag zuvor: Das offensichtlichste Anzeichen für einen Monday Blues ist die Konzentrationslosigkeit. Wenn dein Tag nicht klar strukturiert ist, verschlimmert das die Situation nur. Befasse dich also auch mit deinem Zeitmanagement und versuche, deinen Montag bereits im Voraus zu planen – soweit dies möglich ist. Sonst verlierst du am Montagmorgen wertvolle Zeit, die sich später auf deinen Fokus auswirken wird. Diese Planung gibt dir gleich zu Beginn der Woche einen neuen Schub. Zudem hast du auch das Gefühl, die Kontrolle über deinen Tag und auch die gesamte Woche zurückzugewinnen. Du gibst den Takt an, Baby!

Such dir dann eine **Aufgabe aus, die Spaß macht:** Das ist nicht immer möglich, besonders wenn du 100 Punkte auf deiner To-do-Liste voller Deadlines hast. Versuche dennoch, stressige Arbeit oder Meetings auf den Nachmittag zu legen (bei der Entscheidung, wann du was machen solltest, hilft dir übrigens dein Biorhythmus, über den wir zuvor bereits gesprochen haben). Widme dich also gerne als Erstes deinen (konfliktfreien) E-Mails, der Wochenplanung und deinen leichten To-dos. Zudem hilft es auch, den Montag durch schöne Aktivitäten positiv zu besetzen … Montagsliebe eben!

Wenn wir zum Wochenbeginn etwas tun, das uns guttut, schwächen wir den harten Kontrast zum entspannten Wochenende – was ja unser Ziel ist. Sei es das Lesen eines Kapitels in einem guten Buch, ein kurzer Spaziergang oder ein paar Minuten deines Lieblingspodcasts: Stell sicher, dass du ein wenig **Me-Time** am Montag hast, auch wenn es nur 30 Minuten sind.

Zu guter Letzt: **Vergiss nicht, genügend Wasser zu trinken.** Ein Punkt, den wir eigentlich alle kennen, aber leider doch viel zu oft vergessen. Unser Körper besteht zu 60–70 Prozent aus Wasser, wir sollten daher darauf achten, unseren Wasserhaushalt gut zu erhalten. Denn Dehydrierung kann zu Muskelschwäche, Kopfschmerzen und Müdigkeit führen. Alles Erscheinungen, auf die wir besonders am Montagmorgen mit Sicherheit keine Lust haben. Glaube mir, du wirst dich energiegeladen und wacher fühlen, wenn du das morgens nicht vergisst. Mir fällt es auch manchmal schwer, genug Wasser zu trinken, aber dann gibt es halt einen Ingwertee oder an warmen Tagen eine selbst gemachte leichte Zitronenlimo.

Reflexion

Was geht dir durch den Kopf, wenn du an Montagmorgen denkst?

....

....

....

....

Welche Aufgaben machen dir besonders montags schlechte Laune?

....

....

....

....

Welche Kolleg:innen geben dir montags Bad Vibes?

....

....

....

....

Wie viele Stunden schläfst du im Durchschnitt?

....

Welche stressigen Situationen tauchen zu Wochenbeginn immer wieder auf?

....

....

....

....

Was hast du letztes Wochenende unternommen?

....

....

....

Gibt es einen Ort, den du nächstes oder übernächstes Wochenende gern entdecken würdest? Wenn ja, welcher ist das?

....

....

....

Du bist ein bisschen unkreativ bezüglich deiner Wochenendplanung? Schaue mal online oder in deiner Tageszeitung nach aktuellen Events. Schreibe auf, was du gefunden hast und dich anspricht:

....

....

....

Checkliste für Montagmorgen

- Den Tag mit einem großen Glas Wasser oder einer Tasse Tee gestartet
- Eine Aufgabe erledigt, die du gern machst
- Eine Me-Time gehabt
- Stressige Situationen am Morgen vermieden
- Ungeliebte Aufgaben auf den Nachmittag verlegt
- Gesamte Woche grob durchgeplant (sowohl beruflich als auch privat)

Lass los!

In diesem Abschnitt gebe ich dir zwei Entscheidungsmöglichkeiten für deine Zukunft an die Hand. Beide Optionen werden deine Beziehung zum Work-Life verbessern. Beide Wege sind valide, aber völlig unterschiedlich sowie auf ihre eigene Art und Weise herausfordernd.

Option A) Lass die negativen Assoziationen zu deinem aktuellen Job los und entdecke ihn neu

Bei utopischen Jahreszielen und schnell näher rückenden Deadlines können negative Gefühle entstehen, was verheerende Auswirkungen auf die Beziehung zu deinem Job, den du ja eigentlich magst, haben kann. Wenn Arbeitgeber:innen nicht wissen, wie sie mit negativen Vibes im Team umgehen sollen, erhöhen sie den **Stresspegel,** schaffen Barrieren zwischen den Mitarbeitenden und erreichen damit am Ende nur, dass das Handtuch geworfen wird. Das wiederum hat nicht nur Auswirkungen auf die Mitarbeitenden, sondern auch auf das Unternehmen selbst.

Keine motivierten Mitarbeitenden = kein gutes Produkt/Dienstleistung

So einfach ist die Rechnung, wenn man das Ganze mal rational betrachtet. Die Gefahr bei einer schlechten Beziehung zu deinem Job liegt darin, dass sie sich wie eine Lawine vergrößern kann, bis du sie nicht mehr stoppen kannst.

Für dich ist es daher essenziell, die häufigsten Auslöser dieser Gefühle am Arbeitsplatz zu finden, sie anzugehen und ihr Auftreten proaktiv zu minimieren. Klar, wenn in deinem Job nicht alles rund läuft, hat das häufig etwas mit der Unternehmenskultur zu tun. Aber auch diese kannst du proaktiv mitgestalten, wenn du den Mund aufmachst und **konstruktive Kritik** übst, wenn sie nötig ist.

Frustration ist der Hauptfaktor, warum wir unseren Job irgendwann nicht mehr lieben. Wir haben das Gefühl, bereits alles gegeben zu haben, aber nichts hilft dabei, uns mit unserer Arbeit wieder anzufreunden. Ständige Herausforderungen führen zu Frustration. Aber eine gesunde Portion Frustration kann (und das mag jetzt vielleicht befremdlich klingen) gut sein – und zu mehr Entschlossenheit und Kreativität führen. Leider ist es in den meisten Jobs aber so, dass wir nicht nur hin und wieder herausgefordert werden, sondern eine Lawine aus Problemen auf uns zurollt ... wir aber nicht mit den richtigen Skiern und einer Sauerstoffmaske ausgestattet wurden. Oft haben wir nicht die nötigen Ressourcen für unsere Arbeit, um diese Hürden schnell aus dem Weg zu räumen. Was passiert dann? Wir sind frustriert und schieben die Verantwortung auf Chef:innen, Kolleg:innen oder die Unternehmenskultur. Was auch immer der Grund bei dir sein mag: Ich kann deine Frustration nachvollziehen – und es geht vielen so! Wie kannst du also aus eigener Kraft wieder Freude an deinem Job gewinnen?

Schritt 1: Definiere die Auslöser. Um den Jobkonflikt aufzulösen, musst du zunächst erkennen, was dazu führt, dass du dich ausgebremst oder sogar bedroht fühlst, was dich auf die Palme treibt. Das mag einfach klingen, aber auch Kolleg:innen mit guten Absichten setzen ihre Selbstreflexion normalerweise an letzter Stelle auf die To-do-Liste – der Tag hat nun mal „nur" 24 Stunden. Wenn du dir jetzt sagst, dass du dafür auch keine Zeit hast oder nicht an dir selbst arbeiten möchtest, dann wirst du zwischen deinen Schutzmauern am Arbeitsplatz stecken bleiben. Nimm dir stattdessen etwas Zeit, sei mutig und finde heraus, welche Situationen und Mitmenschen bei dir negative Gefühle auslösen. Je mehr du über die Auslöser Bescheid weißt, desto besser hast du deine Emotionen unter Kontrolle.

Schritt 2: Setze die Superpower der emotionalen Selbstkontrolle ein. Sobald du dir deiner Emotionen bewusst bist, die dein Verhalten antreiben, kannst du dir diesen Trick aneignen. Emotionale Intelligenz ermöglicht es uns, unsere Gefühle besser zu kontrollieren und zu kanalisieren, damit wir nicht in einer permanenten Abschottung und Selbstverteidigung stecken bleiben. Wir können mit negativen Gefühlen umgehen, die Realität durch eine klare Linse sehen und aufhören, um uns zu schlagen, wenn wir uns bedroht fühlen. Übe das am besten mit kleineren Ärgernissen im Alltag, bevor du an die großen am Arbeitsplatz gehst. Vielleicht mit der langen Schlange an der Supermarktkasse. Warum nervt sie dich so? Vielleicht bei dem Autofahrer, der dir die Vorfahrt genommen hat. Lohnt sich das Ärgern so sehr?

Schritt 3: Baue Freundschaften bei der Arbeit auf. Um dort Stress und Konflikte zu minimieren, müssen wir das ICH durch ein WIR ersetzen. Wir sollten aufhören, nur zu nehmen, und lernen, mehr zu geben. Sei es die Hilfsbereitschaft, jemanden bei einer Aufgabe zu unterstützen (auch wenn es nicht zu deinem Aufgabenbereich gehört) oder ein tiefgründiges Gespräch. Ein guter Teamgeist kann so einige Bad Vibes aus dem Raum katapultieren – aber dafür müssen alle am selben Strang ziehen. Ein freundschaftliches Miteinander führt automatisch auch zu wärmeren, freundlicheren Beziehungen – etwas, das die meisten Menschen bei der Arbeit brauchen und wollen. **Wir sind soziale Wesen!** So einfach es auch ist, andere für unsere Jobsituation verantwortlich zu machen, so besteht der beste Weg, das Arbeitsklima angenehmer zu gestalten, doch darin, sich auf unser natürliches Einfühlungsvermögen zu verlassen. Lerne, dich besser um dich selbst und um andere zu kümmern, und übernimm Verantwortung für deine Handlungen.

Reflexion

Ist bei dir schon mal eine freundschaftliche Beziehung bei der Arbeit in die Brüche gegangen? Wenn ja, woran lag es und wie ging es auseinander? Würdest du heute in der Situation anders reagieren?

Das gute Verhältnis mit

....

ist zerbrochen.

Daran lag es:

....

Ich bekomme Bauchschmerzen, wenn ich die Person sehe: ○ Ja ○ Nein

Das würde ich heute anders machen:

Zu diesen Personen möchte ich einen besseren Draht aufbauen:

Mit diesen Skills kann ich meine Kolleg:innen unterstützen:

Option B) Lass deinen aktuellen Job los und wage einen Neustart

Alles hat einen Lebenszyklus – auch Jobs. Die Leute kündigen aus vielen verschiedenen Gründen: Vielleicht hat sich eine bessere Jobmöglichkeit ergeben, familiäre Umstände haben sich geändert oder sie spüren keine Erfüllung mehr für das, was sie einst liebten.

Wenn du deinen Job so sehr hasst, dass es jede:r um dich herum weiß, ohne nachgefragt zu haben, dann stehst du wahrscheinlich kurz davor, zu kündigen. Und du solltest aufhören, bevor es allzu toxisch wird. Vielleicht bist du ausgebrannt, möchtest einfach etwas Neues ausprobieren oder bist es dir wert, bessere Konditionen zu finden. Viele Menschen kündigen aus dem Affekt heraus, ohne sich Gedanken zu machen, wie es danach weitergehen soll. Davor möchte ich dich schützen und dir lieber ein paar wertvolle Tipps mit an die Hand geben, wie du den ganzen Prozess möglichst smooth gestalten kannst.

Glaube mir, du willst nicht aus einem einzigen Impuls heraus handeln oder sogar wutentbrannt die Kündigung einreichen. Anstatt also in das Büro deines Vorgesetzten zu stürmen oder eine E-Mail mit dem Betreff „Ich kündige“ abzufeuern, verlasse erst einmal deinen Schreibtisch und mach einen Spaziergang. Vielleicht hilft sogar eine kleine Meditation oder du suchst das Gespräch mit Freund:innen. Wichtig bei der Wahl deines Gegenübers in einem solchen Gespräch: Es ist von Vorteil, wenn die Person einen emotionalen Abstand zu deinem Arbeitsumfeld hat, also am besten ist es jemand, der dort nicht arbeitet.

Es kann gut sein, dass die Belastung im Job nur vorübergehend ist und du diese „Durststrecke“ überwinden kannst. Sollte sich deine Arbeitssituation jedoch negativ auf deine psychische Gesundheit innerhalb und außerhalb der Arbeit auswirken und solltest du finanziell in der Lage sein, dass du es dir leisten kannst, dann gehe den Schritt und kündige. Sei dir über dein „Warum“ bewusst. Sei ehrlich zu dir selbst und beantworte dir, warum du deinen Job aufgeben möchtest. Schreibe konkrete Punkte auf und überlege dir, ob diese Probleme vielleicht auch im neuen

Job auftreten könnten. Unabhängig davon, wie sehr du deiner Berufung folgst, wird es immer Aspekte geben, die keinen Spaß machen. Außerdem wirst du immer auf Menschen treffen, mit denen du nicht auf Anhieb klarkommen wirst. Fasse also für dich mit diesen Fragen die Situation zusammen:

- Wie sind die aktuellen Umstände?
- Was ist deine Motivation?
- Liegt es daran, dass du deinen Job satt hast und etwas Neues möchtest?
- Möchtest du mehr Eigenverantwortung oder Menschen um dich, die ähnlich ticken wie du?

Nachdem du dein „Warum“ herausgefunden hast, geht es nun an die Planung. Was machst du jetzt mit den aufgeschriebenen Informationen?

Überlege dir die nächsten nötigen Schritte, mit denen du von der Theorie in die Umsetzung kommen kannst. Sei dir deiner wichtigsten **Bedürfnisse und Wünsche** in der neuen Rolle bewusst, bevor du potenzielle Arbeitgeber:innen oder Kund:innen ansprichst. Damit verhinderst du, dass sich dieselben Situationen beim neuen Job wiederholen.

Erstelle eine **Liste der sechs wichtigsten Punkte,** die für dich unverhandelbar sind und die du dir für deinen nächsten Job vorstellst – sei es Gehalt, Arbeitszeiten, Urlaub, Flexibilität oder die Teamarbeit.

Setze dir bei der Suche nach einem neuen Job realistische Ziele für die Recherche, beispielsweise eine halbe Stunde pro Tag. Aktualisiere deinen Lebenslauf und beginne mit dem Networking. Vielleicht hast du ja sogar ein Social-Media-Profil auf LinkedIn oder XING. Dort kannst du einstellen, dass du dich auf Jobsuche befindest. Oftmals tummeln sich dort Headhunter:innen, die aktiv nach Fachkräften suchen. Überlege dir auch, welche Menschen du im beruflichen Kontext in der Vergangenheit kennengelernt hast und ob sie dir vielleicht weiterhelfen könnten. Wende dich nicht nur an Personen, die in einem einzigen Bereich tätig sind, sondern sprich auch mit Menschen, die erfolgreich einen Branchenwechsel durchgemacht haben. Manchmal kann ein Neuanfang wirklich „Neustart" bedeuten! Am Ende geht es nur darum, eine **fundierte Entscheidung** zu treffen. Die Fragen auf den nächsten Seiten sollen dir dabei helfen.

Reflexion

Was möchtest du in deinem Job gern hinter dir lassen?

....

....

Was wünschst du dir bei deinem neuen Job in diesen Bereichen?

Urlaub:

....

Gehalt:

....

Team:

....

Position:

....

Arbeitszeit:

....

Arbeitstage:

....

No-Gos:

....

....

Atmosphäre:

....

....

Mit wem könntest du vertraulich über deine Pläne sprechen?

....

....

Welche Menschen aus deinem Netzwerk könnten dir zu einem besseren Job verhelfen?

....

....

2. Du bist einzigartig!

Deine Ausstrahlung

Selbstbewusst im Job zu sein, ist in den meisten Branchen ein grundlegender Baustein für ein erfolgreiches Work-Life, aber es ist leichter gesagt als getan. Ganz nach dem Motto: Wenn du von deiner Expertise selbst überzeugt bist, dann kannst du ja nur eine Granate in deinem Bereich sein. Aber selbst für Menschen, die mit einer guten Portion Selbstvertrauen gesegnet sind, gibt es viele arbeitsbedingte Umstände, die zu Verschlechterungen führen können: ein wettbewerbsintensives Arbeitsumfeld, ein:e schlechte:r Chef:in, häufiger Personalwechsel, dass deine Werte und die deines Jobs nicht übereinstimmen – all das kann Quell von Zweifeln und Unsicherheiten sein.

Selbstvertrauen steht im direkten Zusammenhang damit, wie gut du deine Arbeit einschätzt und wie gut du dich mit den Menschen identifizieren kannst, die mit dir zusammenarbeiten. Jemand mit weniger Selbstvertrauen zögert nicht nur, die eigenen Fähigkeiten nach außen zu zeigen, sondern ist möglicherweise auch weniger bereit, sich in einer Teamumgebung einzubringen. Selbstvertrauen im Job ist der Schlüssel zu einem ausgeglichenen Work-Life. Da du eher bereit bist, zu lernen und Risiken einzugehen, um wichtige Ziele zu erreichen, wirst du beruflich weiterkommen und dich auch auf persönlicher Ebene weiterentwickeln. Wenn du deine Worte und Taten weniger hinterfragst, wirst du automatisch selbstbewusster.

Schalte den kleinen Teufel in deinem Kopf aus, der dir sagt, dass du nicht gut genug wärst. Vielleicht fühlst du dich wohler, wenn du enger mit anderen zusammenarbeitest, da der Fokus dann nicht so stark auf deiner individuellen Leistung liegt. Oder steckt vielleicht doch mehr Teamplayer in dir, als du dachtest? Hör mal in dich hinein und beantworte dir diese Frage.

Fordere auch **Schulungsmöglichkeiten** ein, damit du deine Expertise weiter stärkst. Je mehr Wissen du in deinem Feld hast, desto weniger Unsicherheit wirst du in Gesprächen und bei Präsentationen verspüren. Wenn du dir die Zeit nimmst, eine neue Fähigkeit oder neues Wissen zu erlernen, kannst du dir sicher sein, dass du auf dem richtigen Weg bist. Vielleicht möchtest du dir einen Onlinekurs ansehen oder an einem Seminar teilnehmen, um deine Fähigkeiten zu verbessern. Beobachte, was andere in deinem Umfeld erfolgreich tun, und versuche, es ihnen nachzumachen – aber übertreibe dabei nicht! ;) Nutze alle Möglichkeiten zur Weiterbildung und scheue dich niemals davor, Fragen zu stellen, wenn du etwas nicht verstehst. Schließlich möchtest du wachsen und weiterkommen. Ich habe mal den folgenden Satz gehört:

„Es ist das Schlauste, der Dümmste im Raum zu sein, denn dann habe ich die Chance, etwas zu lernen."

Je wohler du dich mit deinen Skills fühlst, desto stärker wird sich das in deinem Selbstvertrauen manifestieren. Sei auch mutig und frag deine Kolleg:innen, wie sie dich im Joballtag wahrnehmen. Denn die **Fremdwahrnehmung** divergiert häufig von der Selbstwahrnehmung. Du wirst mit Sicherheit viele positive Eigenschaften hören, die dir selbst so noch gar nicht bewusst waren. Und wenn dir eine Zuschreibung nicht passt, dann nimm der Person diesen Kommentar bitte nicht übel, sondern überlege im nächsten Schritt, warum du so auf diese Person wirkst.

Verzichte auf kritische Selbstgespräche. Wenn du dich dabei erwischst, wie du dich wieder selbst kritisierst, versuche mal, das Ganze aus einer anderen Perspektive zu betrachten. Statt dich über deinen Fehler zu ärgern, sag dir: Dieser Fehler gibt mir die Chance, daraus zu lernen und das nächste Mal besser zu werden. Statt „Ich kann nicht" zu sagen, frag dich lieber: „Wie kann ich?"

Übung macht den:die Meister:in. Wenn du an einer bestimmten Aufgabe übst, wirst du mit der Zeit besser darin, da du in der Lage bist, alle gemachten Fehler selbst zu korrigieren. Frag dich jedes Mal, wenn du eine Aufgabe erledigst, ob du etwas anders machen könntest, um den Prozess beim nächsten Mal zu verbessern.

Selbstwahrnehmung vs. Fremdwahrnehmung

Linke Spalte: Wie nimmst du dich selbst wahr?
Rechte Spalte: Wie nehmen deine Kolleg:innen dich wahr? Frag sie!

Selbstbewusst

Loyal

Höflich

Witzig

Seriös

Stylish

Kommunikativ

Teamplayer

Arschkriecher

Hilfsbereit

Kompetent

Vergleiche am Ende beide Spalten miteinander.

Sind die Spalten nahezu identisch?

....

Welche Punkte gehen bei Selbst- vs. Fremdwahrnehmung stark auseinander?

....

....

....

Hast du eine Idee, woran das liegen könnte?

....

....

....

Dein Office Runway

Diese Überschrift musste in meinem Buch einfach sein, einmal Modedesign, immer Modedesign! Mode wirkt oftmals auf den ersten Blick sehr oberflächlich, aber ich habe gelernt, dass sie viel über einen Menschen verrät – also auch über dich, ob du willst oder nicht. Selbst wenn du dich überhaupt nicht für Mode interessierst und du dich in einem riesigen schwarzen Kapuzenpulli versteckst, sagt es etwas über dich aus. In diesem Abschnitt möchte ich dir zeigen, wie powerful Mode in Bezug auf deine Wahrnehmung am Arbeitsplatz sein kann und was du tun musst, um den Laufsteg in deinem Arbeitskosmos zu eröffnen.

Starten wir mit einem kleinen Exkurs in die Farbpsychologie. Sie beschreibt, wie Farben dein Verhalten, deine Stimmung und deinen Eindruck auf andere beeinflussen. Zum Beispiel wird die Farbe Blau fast immer mit blauem Himmel in Verbindung gebracht, also positiv konnotiert – sie bedeutet Freizeit und Spaß in der Natur. Aus evolutionärer Sicht bedeutet Blau auch, dass keine Stürme aufziehen, deshalb erinnert es uns an Stabilität und Ruhe. Klar, diese Deutungen sind bei Farben nicht allgemeingültig, da wir Menschen unterschiedliche Erfahrungen machen, aber es gibt viele Überschneidungen in ihrer Wahrnehmung. Es ist also etwas dran, dass Farben unsere Stimmung und die Art, wie andere Menschen auf uns reagieren, beeinflussen können.

Wie kannst du also die perfekte Farbe für deinen Office-Kleiderschrank auswählen?

Da gibt es jetzt zwei Herangehensweisen. Entweder du wählst die Farbe basierend auf der Stimmung, in der du dich bereits befindest, oder du wählst die Farbe, mit der du eine bestimmte Stimmung erzielen möchtest. Um das ein wenig zu verdeutlichen, habe ich fünf Farben (ich weiß, Schwarz ist keine Farbe laut Definition, aber es ist trotzdem dabei :P) und ihre Außenwirkung beschrieben. Vielleicht findest du dich darin ja wieder.

Blau: Dies ist die Farbe der Wahrheit und Weisheit. Sie hat eine beruhigende Wirkung und wird mit Intellekt verbunden. Es ist eine sehr stabile Farbe. Wenn du also einen unruhigen, hektischen Arbeitsplatz hast, ist Blau eine wunderbare Farbe, um dem entgegenzuwirken.

Grün: Diese Farbe steht für Frische, Sicherheit und Harmonie – meine absolute Lieblingsfarbe übrigens, wie du dir bei dem Buchcover vielleicht schon denken konntest. Es wird auch mit der grünen Ampelfigur in Verbindung gebracht – also aktivierend. Die Farbe Grün beruhigt die Augen und belastet sie am wenigsten, was sie zu einer guten Wahl für Menschen macht, die beispielsweise viele Stunden vor einem Bildschirm sitzen.

Schwarz: Diese Kraftfarbe kann Seriosität und einen Hauch Mystik vermitteln. Zudem gilt sie als elegant und wirkt silhouettenfreundlich, egal welche Körperform du hast. Wenn man seriös behandelt werden möchte, wirkt der klassische schwarze Look mit einem Hauch von Grün oder Blau wahre Wunder.

Farben, die mit Bedacht gewählt werden sollten

Rot: Dies ist die Farbe der Leidenschaft, aber auch der Warnung – perfekt für ein erstes Date, aber weniger perfekt für den Joballtag. Es wird für Stoppschilder und Feuerwehrautos verwendet, löst daher bei vielen Warnsignale aus. Rot kann in der Arbeitsumgebung als feindselig angesehen werden, also überlege dir lieber zweimal, bevor du dich für ein Outfit entscheidest, das von Rot dominiert wird.

Grau: Diese Nicht-Farbe impliziert, dass Menschen passiv, unbeteiligt und energielos sind. Wenn du gern Grau trägst, kann die Kombination mit einer helleren, knalligeren Farbe wie Blau helfen, die negative Wahrnehmung auszugleichen.

Business Look

Jetzt geht's ans Eingemachte. Klar, in manchen Branchen gibt es z. B. Anzugpflicht, aber ich bin wirklich kein Fan davon. Jeder Mensch sollte sich auch am Arbeitsplatz frei ausdrücken dürfen. Hier in meiner Wahlheimat Mallorca ist mir aufgefallen, dass die Leute selbst in seriösen Institutionen wie einer Bank sehr casual gekleidet sind. Dadurch fühle ich mich als Kundin gleich viel wohler und weniger fehl am Platz. Dennoch gibt es ein paar Tricks, wie du deine Persönlichkeit zum Strahlen bringen kannst. Du erinnerst dich: Du bist eine Personal Brand und möchtest dich auch so zeigen. Vielleicht hast du schon mal von dem Begriff **„Business Casual"** gehört und dich gefragt, was das denn konkret ist? Tja, es gibt leider keine Standarddefinition für diesen Look und er kann in verschiedenen Unternehmen und Branchen anders definiert werden. Wenn du beispielsweise in der Kreativwirtschaft tätig bist, hast du möglicherweise mehr Flexibilität bei der Wahl deiner Arbeitskleidung – bis hin zu funkelnden Highfashion-Teilen. Wenn du hingegen in einer eher traditionellen Büroumgebung arbeitest, kann Business Casual auch sehr klassisch und zurückhaltend interpretiert werden – und ja, damit meine ich Anzug und Bluse.

Aber unabhängig von deiner Branche: Finde einen Weg, um dich und deine Persönlichkeit über deine Kleidung auszudrücken – sei es nur durch ein kleines Accessoire. Aus psychologischer Sicht stärkt das deinen individuellen Wert und du fühlst dich im Unternehmen nicht nur wie eine von vielen Arbeitsbienen.

Wenn du dich allerdings kleidest, um andere zu beeindrucken, machst du die anderen automatisch zum Kriterium deiner Kleiderwahl. Legst du besonderen Wert darauf, ein erwartetes Image statt Authentizität widerzuspiegeln? Diese Denkweise erzeugt oftmals Unzufriedenheit, weil die Fassade selten langfristig aufrechterhalten werden kann – stattdessen killt sie dein wertvollstes Gut: deine Authentizität! Das Ergebnis kann einen echten Schaden anrichten, wenn andere die Widersprüche deiner Outfitwahl wahrnehmen und sie als „falsch", „geringes Selbstwertgefühl", „Unfähigkeit" oder Ähnliches interpretieren. Ich bin mir sicher, das ist nicht deine Intention.

Kleide dich, um dich auszudrücken, nicht um andere zu beeindrucken

Dein Image sollte nicht das darstellen, was andere deiner Meinung nach von dir erwarten und brauchen. Es sollte im besten Fall das Spiegelbild deines Inneren nach außen tragen. Betrachte deine Business-Garderobe daher als Werkzeug und Bereicherung, um all das zum Ausdruck zu bringen, was dich ausmacht. Übrigens: Kleidung darf etwas hermachen UND gemütlich sein. Gerade, wenn du viele Stunden am Schreibtisch sitzt, möchtest du dich nicht in eine unbequeme Jeans zwängen.

Farbkreis

Was möchtest du mit deinem Outfit ausstrahlen? Vielleicht kann dir dieser Farbkreis bei deiner Entscheidung helfen.

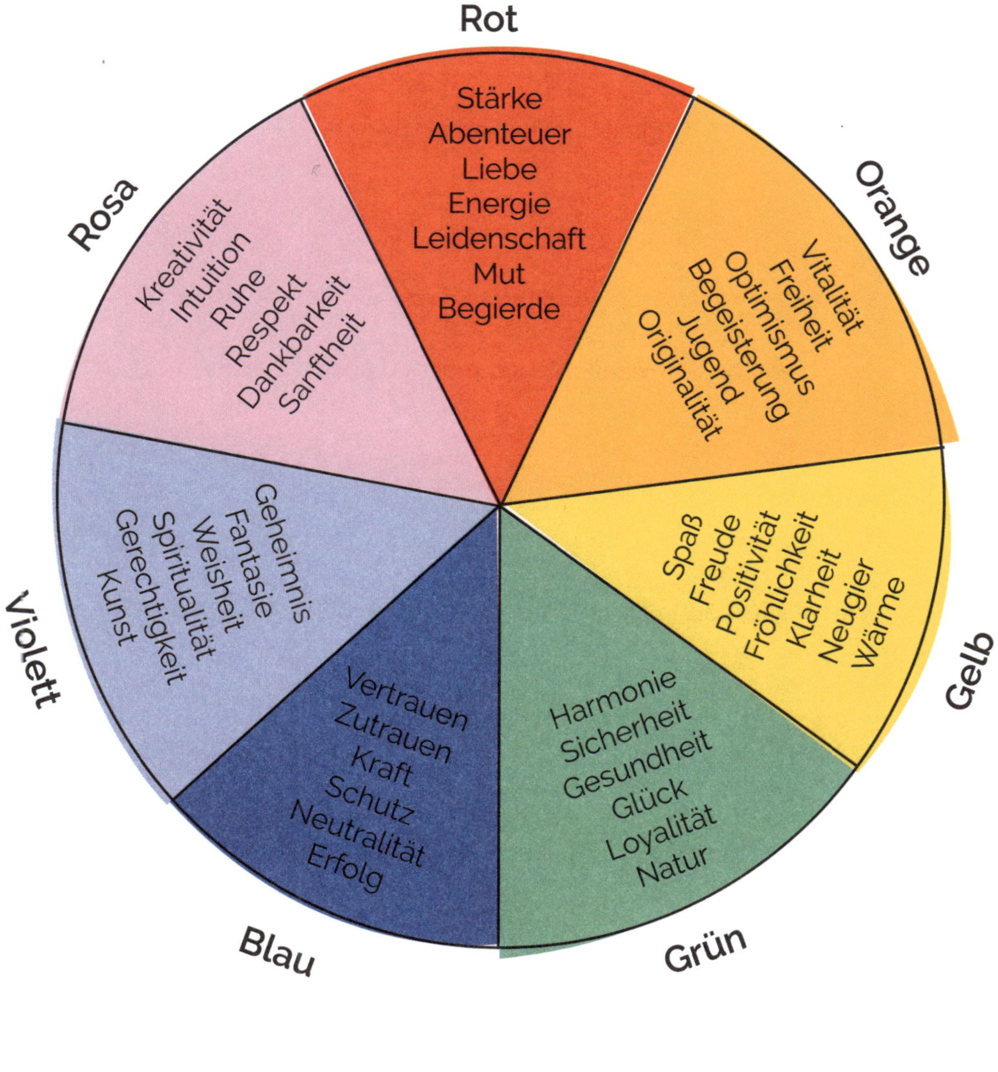

Reflexion

Welche Farben passen zu meinem authentischen Selbst?

....

....

Trage ich diese Farben bereits?

....

....

Welche Farbe möchte ich mal neu ausprobieren?

....

....

Welches Kleidungsstück trage ich am liebsten bei der Arbeit?

....

....

Welche Kleidungsstücke werden aus meiner Office-Garderobe verbannt?

....

....

Kleide ich mich zu 100 % bei der Arbeit so, wie ich mich fühle? ○ Ja ○ Nein

Falls nicht, was hindert mich daran?

....

....

Vor welchen Reaktionen habe ich Angst?

....

....

Was kann passieren, wenn diese Reaktionen eintreffen?

....

....

Drei Eigenschaften von mir, die ich mit meiner Kleidung
gern ausdrücken möchte:

....

....

Stehe zu deiner Meinung!

Viele Menschen haben Meinungen über ihren Arbeitsplatz, äußern diese aber aus Angst vor Repressalien nicht. Dieser Habitus hält wertvolle Informationen vor denen zurück, die Entscheidungen im Unternehmen treffen. **Eine konstruktive Meinungsäußerung** kann das Profil eines Mitarbeitenden jedoch stärken sowie das Arbeitsklima und die Mission eines Unternehmens verbessern. Führungskräfte, die für alle Meinungen offen sind, seien es Ideen, konstruktives Feedback oder sogar Bedenken hinsichtlich einer Entscheidung, haben schlussendlich engagiertere und motivierte Mitarbeitende, weil diese sich gesehen fühlen. In den meisten Fällen äußern Mitarbeitende gern ihre Meinung gegenüber ihren Kolleg:innen, nicht aber gegenüber ihren Vorgesetzten. Wenn die Beziehung eines Mitarbeitenden zum Vorgesetzten aus einem offenen, ehrlichen Dialog besteht, kann eine klare Meinungsäußerung oft das Vertrauen erhöhen und die berufliche Beziehung vertiefen.

Wenn deine Meinung als negativ empfunden werden könnte, teile sie am besten möglichst konstruktiv mit. Führungskräfte, die einen offenen Dialog in die Unternehmenskultur integrieren wollen, sollten aufmerksam zuhören und den Mitarbeitenden für ihre Gedanken danken, selbst wenn sie anderer Meinung sind. Es ist wichtig, dass du deine Meinung und Ideen deinen Mitmenschen mitteilst, da sie die Zukunft der **Unternehmenskultur prägen –** im Optimalfall also auch deine Zukunft. Du tust es also nicht nur für die anderen, sondern auch für dich selbst. Wenn das Unternehmen stark hierarchisch aufgebaut ist, ist es möglicherweise am besten, vorgegebene Tools wie Umfragen oder Vorschlagsboxen für die Meinungsäußerung zu verwenden.

Kommuniziere deine Meinung auch als Meinung statt als Tatsache, so beugst du möglichen Abwehrreaktionen direkt vor. Wähle deine Worte mit Bedacht und sprich ruhig, aber bestimmt, um Abwehrhaltungen von deinem Gegenüber zu vermeiden und das Gespräch auf genau die Chancen zu lenken, die du mit deiner Anregung erzeugen möchtest. Hier gilt es, **mit kühlem Kopf** zu reagieren, auch wenn das nicht immer einfach ist. Mach dafür sonst eine kurze Pause, atme ein paarmal tief durch und gib dir einen Moment Zeit zum Nachdenken, bevor du reagierst. Wenn nötig, verlasse den Ort für ein paar Minuten, damit du dich sammeln kannst. Sobald du dich gefasst hast, geh zurück und sprich die Situation auf eine ruhige Art und Weise an. Fragen fühlen sich zum Beispiel weniger konfrontativ an. Wenn du ein schwieriges Gespräch mit einer Person führen musst, versuche konfrontative Aussagen („Mir gefällt nicht, wie du das machst" oder „Ich finde deinen Ansatz falsch") zu vermeiden. Die Person wird sich sofort verurteilt fühlen und wahrscheinlich defensiv reagieren. Stattdessen kannst du auch mit Fragen durchsetzungsfähig bleiben und deine Meinung sagen („Kannst du mir helfen zu verstehen, warum du das so machst?" oder „Kannst du mir deinen Ansatz erklären?").

Du hast es beim Lesen bestimmt selbst schon gemerkt: Durch das Stellen von Fragen bringen wir die Person dazu, sich zu erklären, ohne dass wir sie verbal angreifen, so verstehen wir vielleicht auch schneller, warum sie auf eine bestimmte Art gehandelt hat. „Reden ist Silber, Schweigen ist Gold" – das hat sich inzwischen als unwahr herausgestellt, denn wir kommen in der Arbeitswelt nur weiter, wenn wir miteinander kommunizieren und uns austauschen.

Dennoch gibt es Momente, in denen du mit deiner Meinung erst mal hinter dem Berg halten solltest. Zum Beispiel kann das Äußern einer unpopulären Meinung in einem großen Meeting wie einer Abteilungssitzung starke negative Reaktionen bei der Gruppe hervorrufen. Vielleicht ist es smarter, wenn du nach dem Meeting erst einmal das Gespräch unter vier Augen suchst, bevor du mit deiner Kritik publik gehst. Vermeide auch, Meinungen zu äußern, die bereits von anderen gesagt wurden, denn das bringt niemanden in der Situation weiter, sondern kostet schlicht Zeit und Energie – außer du möchtest dich solidarisch für deine:n Kolleg:in einsetzen, dann ist es ein legitimer Move!

Umformulierung

Formuliere diese negativen Aussagen in Fragen um, die du bei deiner nächsten konstruktiven Meinungsäußerung anwenden kannst.

Das hast du falsch gemacht!

....

....

....

....

Ich bin absolut nicht einverstanden mit dieser Entscheidung.

....

....

....

....

Deine Arbeit entspricht nicht der Qualität, die ich mir vorgestellt habe.

....

....

....

Ich habe dir das schon tausendmal erklärt. Merke es dir endlich.

....

....

....

....

Ich weiß, dass du mit XY schlecht über mich geredet hast.

....

....

....

....

Deine Art, wie du mit mir redest, macht mich so wütend.

....

....

....

....

3. Du bist nicht allein!

Communication is key!

Wenn wir uns dazu entschließen, uns mit unserem arbeitsbezogenen Stress auseinanderzusetzen, kann die Kommunikation dessen an unsere Mitmenschen manchmal schwierig sein – und das ganz unabhängig davon, ob wir schon seit Wochen auf dem Zahnfleisch kriechen oder erst seit ein paar Stunden gestresst sind. Allerdings können wir eben auch nur Unterstützung erwarten, wenn wir uns anderen gegenüber öffnen und ihnen klarmachen, wie wir uns fühlen. In diesem Abschnitt möchte ich dir daher zeigen, wie du deinen Stress am besten gegenüber Kolleg:innen kommunizierst, damit du nicht allein mit der Überforderung dastehst, sondern sich schnell etwas an deiner Situation ändert.

Wenn wir uns die Kommunikationswege der letzten zehn Jahre mal genauer anschauen, sehen wir, dass sich mit der Zeit so einiges verändert hat. Die meisten Menschen besitzen heute ein, wenn nicht sogar zwei Smartphones – über WhatsApp, Slack, E-Mail und Co. sind wir zu jeder Zeit erreichbar, können also problemlos mit unseren Mitmenschen kommunizieren. Wenn es jedoch darum geht, unseren Stress zu kommunizieren, funktioniert das immer noch am besten von Angesicht zu Angesicht, weil so die Information nach wie vor effektiver an deine:n Gesprächspartner:in übermittelt wird. Dein Gegenüber nimmt neben deinen Worten, deiner Mimik und Gestik auch deine Emotionen wahr, wohingegen die Gefahr von Missverständnissen und Fehlinterpretation beim Chatten meist viel größer ist. Ich habe mich letztens erst mit einem Freund über die Interpretation von Emojis unterhalten. Während er den Zwinker-Emoji als passiv-aggressiv wahrnimmt, finde ich, dass er – je nach Situation – etwas Humorvolles ausstrahlen kann. Du verstehst, worauf ich hinausmöchte.

Wenn dich etwas stört, sprich persönlich mit der Person. Wenn das, aus welchen Gründen auch immer, unmöglich sein sollte, dann verabredet euch wenigstens zum Videocall.

Tipp, um besser zu kommunizieren, dass du bei der Arbeit gestresst bist

Überlege dir genau, was du sagen möchtest. Atme durch die Nase ein, entspanne deine Schultern, entspanne deinen Kiefer und atme dann ganz langsam durch den Mund wieder aus. Bevor du jemandem deinen Stress mitteilst, vergewissere dich, dass du in dem Moment selbst nicht allzu gestresst bist, damit du deine Punkte auch deutlich machen kannst, ohne dich in deinen Emotionen zu verlieren.

Anzeichen für einen gestressten Körper sind beispielsweise Muskelverspannungen, geballte Fäuste, Bauchschmerzen, ein beklemmendes Gefühl im Brustkorb oder Atembeschwerden.

Mach dir auch bewusst, dass es manchmal mehr als ein Gespräch braucht, damit dein Gegenüber die Situation wirklich wahrnimmt und versteht. Für dich ist es jedes Mal eine große Überwindung, aber für die andere Person in dem Moment nur eine von vielen Informationen am Arbeitsplatz. So kannst du üben, am Arbeitsplatz offener über deine Gefühle zu sprechen. Versuche auch, dich im Gespräch klar genug auszudrücken. Verwende Beispiele und erkläre konkret, was du meinst, damit die Person besser reagieren und dich mit Lösungsansätzen unterstützen kann.

Wenn du dich nicht überwinden kannst, nach Hilfe zu fragen, hilft dir vielleicht dieser Perspektivwechsel: Wir alle haben Momente in unserem Work-Life, in denen wir auf die Unterstützung anderer angewiesen sind. Wir wissen nie alles, haben auch nicht die Fähigkeiten, alles kompetent und fehlerlos zu erledigen. Wir sind keine Maschinen (und selbst diese können nur exakt das, wofür sie programmiert wurden). Das erwartest du sicher auch nicht von anderen, warum also von dir selbst? Es ergibt also Sinn, dass wir jemanden mal um Hilfe bitten müssen, das ist noch lange kein Zeichen von Schwäche, sondern eher eins von Stärke. Denn so zeigst du, dass du dir selbst eingestehen kannst, dass du es gerade nicht allein schaffst.

Der Hauptgrund für ein Zögern beim Bitten ist mal wieder die Angst. Menschen haben Angst davor, als schwach angesehen zu werden oder ein Nein zu kassieren. Dabei muss vor allem Letzteres nicht schlimm sein. Es kann einfach sein, dass die gefragte Person zu diesem Zeitpunkt nicht über die entsprechenden Ressourcen verfügt, um uns zu helfen. Wenn dieser Fall eintritt, ist es am besten, wenn wir das Nein als Antwort auf unsere Bitte akzeptieren, ohne dass wir uns wieder zurückziehen und in Selbstmitleid verfallen. Auch hier hilft Kommunikation, denn so kannst du sogar erfahren, warum die andere Person dir gerade nicht helfen kann – vielleicht ist sie schlicht selbst gerade überfordert.

Ein Nein von der einen Person führt uns näher an jemand anderen heran, der Ja sagt. Manche setzen Verletzlichkeit mit Schwäche gleich, aber um Hilfe zu bitten, erfordert Selbstbewusstsein und Mut. Es ist wichtig zu wissen, wo unsere Stärken liegen und wo nicht (siehe Seite 21). Verletzlichkeit bei der Arbeit zu zeigen bedeutet, die Chance zu nutzen, sich mit Kolleg:innen zu verbinden und die verschiedenen Talente so zu vereinen, dass sie eine gemeinsame Superpower bilden. Die Angst, durch Leistungsschwäche aufzufallen, ist vergleichbar mit der Angst, als Betrüger:in entlarvt zu werden (Impostor-Syndrom).

Bedenke immer, dass **niemand von uns in unserer Jobrolle erwartet, dass wir alles wissen.** Es bieten sich immer Gelegenheiten zu lernen und zu wachsen. Es bringt uns nicht weiter, wenn wir so tun, als hätten wir alle Antworten – das führt nur zu Stillstand. Wenn du jedoch deine Fassade öffnest, gewinnst du die Fähigkeit, dich vorwärtszubewegen. Statt stehen zu bleiben, weißt du jetzt, wie es im nächsten Schritt für dich weitergeht.

Kannst du dich an den letzten Moment erinnern, in dem du gezögert hast, dich deinen Kolleg:innen zu offenbaren? Wahrscheinlich hast du an dem Tag Stress verspürt, warst weniger produktiv, als du es dir gern gewünscht hättest. Kamst dir vielleicht sogar dumm vor, weil du dir über deinen nächsten Schritt nicht sicher warst. **Die Angstsymptome können sich sogar verstärken, wenn wir fest davon überzeugt sind, dass wir mit dem Problem allein sind.**

Mach dir aber unbedingt eins bewusst: Auch wenn dir nicht jede:r in dem Moment helfen kann, fühlen sich die meisten Menschen durch deine Bitte geehrt. Es bedeutet, dass ihr Fachwissen gefragt ist und du in ihnen eine Vertrauensperson siehst. Wenn dir jemand Unterstützung anbietet, achte darauf, dass du dann auch voll und ganz da bist! Höre aktiv zu, wenn dir Strategien und Tipps mitgegeben werden, mach dir Notizen, sodass du dieselben Fragen nicht zweimal stellen musst. Denn für die andere Person bedeutet diese Hilfe freiwilligen und meist unbezahlten zusätzlichen Workload. Wenn sich dein Stresslevel wieder gesenkt hat, bist du vielleicht auch bereit, jemandem zu helfen, der nach dir und deiner Expertise fragt.

Du kennst jetzt den Wert hinter einem Ja und weißt das zu schätzen. Abschließend möchte ich noch einmal sagen, dass es dich in keiner Weise abwertet, wenn du am Arbeitsplatz um Hilfe bittest. Es bietet sogar die Möglichkeit, dein Verhältnis mit deinen Mitmenschen zu stärken.

Kommunikation ist der Schlüssel!

Reflexion

Fällt es dir schwer, im Job nach Hilfe zu fragen? ○ Ja ○ Nein

Wenn ja, warum?

- Ich habe Angst davor, als Versager:in wahrgenommen zu werden.
- Ich möchte nicht dumm wirken.
- Die anderen haben selbst so viel zu tun.
- Ich möchte meinen Job nicht verlieren.

- Ich habe Angst davor, ein Nein zu kassieren.
- Ich möchte meine Beförderung nicht riskieren.
- Niemand anderes fragt nach Hilfe.

Was glaubst du, hilft dir dabei, deine Hürde zu überwinden und nach Hilfe zu fragen?

....

Welchen Personen im Arbeitsumfeld könntest du dich am ehesten anvertrauen?

....

....

....

Hast du schon mal nach Hilfe gefragt? Wie fiel die Reaktion aus?

- Positiv: ....

- Negativ: ....

Toxischer Arbeitsplatz

Toxische Arbeitsplätze gibt es leider … und es wird sie immer geben. Ich nehme mal an, dass es dir bei deiner Arbeit nicht nur ums Geld geht, sonst hättest du wohl eher ein anderes Buch zur Hand genommen. Dir geht es darum, dass du dich in deinem Arbeitsumfeld wohlfühlst. Wie aber findet man heraus, ob man sich wegen seines Jobs oder des Arbeitsplatzes unwohl fühlt? Erste Indikatoren für Letzteres sind:

- Hast du schon mal komische Vibes am Arbeitsplatz wahrgenommen?
- Gibt es Reibungen?
- Kommen die Deadlines langsam näher und alle sind angespannt?

In diesem Abschnitt zeige ich dir, woran du einen toxischen Arbeitsplatz erkennst und gebe dir Ratschläge mit auf den Weg, wie du mit so einer Umgebung am besten umgehst. Fangen wir aber vorne an:

Was ist eigentlich ein toxisches Arbeitsklima?

Ein toxisches Arbeitsklima ist an einen physischen Ort gebunden, meist das Office. Hier fällt es den Mitarbeitenden schwer, sich aufgrund der negativen Atmosphäre, die von Kolleg:innen, Vorgesetzten oder der Unternehmenskultur allgemein geschaffen wird, zu arbeiten und sich zu konzentrieren.

Sind die Ziele im Unternehmen klar und transparent? Ziele bringen ein Unternehmen vorwärts. Wenn alle Beteiligten die Unternehmensziele und die kleineren, individuellen Ziele kennen, kann sich ein gesundes Betriebsklima entwickeln. Die Mitarbeitenden wissen, wie sie zum großen Ganzen beitragen – dieses Verständnis ist wichtig für die eigene mentale Gesundheit. Du musst das Warum deines Jobs verstehen! Wenn die Ziele unklar sind und die Transparenz fehlt, dann entwickelt sich Unmut bei den Mitarbeitenden.

Auch die Rollen der einzelnen Jobpositionen und die dazugehörigen Ermächtigungen müssen klar definiert sein. Ansonsten kann dies dazu führen, dass einige Personen sich selbst ermächtigen, was auch wieder zu Clashs führen kann. Wenn eine Person eine bestimmte Rolle im Unternehmen innehat, dann kennt sie ihre Aufgaben und die an sie gestellten Erwartungen, was also rational betrachtet als Erfolg oder Misserfolg zu werten ist. Sobald diese Grenzen verschwimmen, kann eine Person schnell Schwierigkeiten bekommen, weil sie all das dann nicht mehr weiß.

Dieses Szenario passiert meist in Unternehmen, in denen nicht genügend Personal eingestellt wird, um alle Aufgabenbereiche abzudecken. Anstatt neue Mitarbeitende einzustellen, entscheiden sich einige Arbeitgebende dafür, ihren bestehenden Mitarbeitenden zusätzliche Aufgaben zuzuweisen – leider in den meisten Fällen ohne Gehaltsupgrade oder Bonus. Auch werden Entscheidungen in einem solchen Umfeld top-down getroffen, während aber in einem gesunden Arbeitsumfeld Entscheidungen gemeinsam mit den Mitarbeitenden getroffen werden. Das klingt ein bisschen wie Politik und ist es auch – nur eben firmenintern.

In einem toxischen Umfeld gibt es zudem keine Hilfestellung für Problemlösungen. Die Entscheidung kommt einfach von einer höheren Position, manchmal ohne den Input der Mitarbeitenden, um die Situation eigentlich besser einschätzen zu können.

Dass es okay ist, die eigenen Gefühle am Arbeitsplatz zu offenbaren, haben wir bereits im vorherigen Kapitel geklärt. Es sollte am Arbeitsplatz also immer die Möglichkeit geben, die eigene Gefühlswelt zu kommunizieren, solange dies auf respektvolle Art und Weise geschieht. Mitarbeitende sollten dazu ermutigt werden, sie zu äußern. Jedoch wird in einem eher toxischen Arbeitsklima von allen erwartet, dass sie alles in Kauf nehmen. Es besteht allgemein die Angst, sich gegenüber Vorgesetzten zu äußern, was zu angestauter Frustration und langfristig auch zum Verlust der Zufriedenheit mit dem eigenen Job führt.

Achte bei deinen nächsten Gesprächen mit Kolleg:innen darauf, wie sie dir zuhören. In einer gesunden Unterhaltung hört immer eine Person aktiv zu, während die andere spricht. Klingt so einfach wie Kindergarten-Einmaleins, aber glaube mir, in manchen Unternehmen ist das leider nicht so. Hier wartet die mit nur einem Ohr zuhörende Person auf den Moment, selbst mit dem Reden zu beginnen, vielleicht um sich selbst zu profilieren. Manche hören sich selbst auch gern beim Reden zu. Das Problem daran? Es gibt keine wechselseitige Kommunikation und man redet aneinander vorbei.

Wie gehen die Mitarbeitenden mit Konflikten um? Konflikte selbst sind niemals positiv oder negativ. Sie sind einfach eine Meinungsverschiedenheit in der Herangehensweise. Es ist wiederum die Reaktion auf den Konflikt, die negativ oder positiv sein kann: In einer toxischen Konstellation werden Konflikte ignoriert oder man rennt vor ihnen davon. Was lernt man als Mitarbeitende:r in diesem Unternehmen daraus? Konflikte sind etwas Negatives. In einem gesunden Arbeitsumfeld wiederum werden keine Konflikte gescheut, sondern als Gelegenheit gesehen, Schwierigkeiten zu überwinden, die das Projekt sonst überlastet hätten. Es ist immer das große Ziel, dass alle zufrieden sind und am Ende gute Ergebnisse geliefert werden.

Reflexion

Ist dein Arbeitsplatz toxisch? Finde es heraus und kreuze an, was auf deinen zutrifft! Zähle anschließend zusammen, wie viele Kreuze du bei „Gesund" und „Toxisch" gesammelt hast.

Arbeitsplatz	Gesund	Toxisch
Ziele	● Klar definiert	● Unklar
Jobrollen	● Klar definiert	● Ziele
Gefühle	● Dürfen raus	● Werden missachtet
Sicherheit	● Ist gegeben	● Ist nicht gegeben

Arbeitsplatz	Gesund	Toxisch
Gemeinsame Mission	Ist kommuniziert	Nicht kommuniziert
Mitarbeitende	Sind Menschen	Sind Humankapital
Krankschreibung	Wird akzeptiert	Wird hinterfragt
Arbeitsatmosphäre	Ist bereichernd	Wenig förderlich
Weiterbildung	Wird ermöglicht	Unmöglich
Allg. Stimmung	Motiviert	Hustle Culture
Mitarbeitende unter sich	Teamgefühl	Konkurrenz
Zuhören	Aktiv	Monologe
Passiv-aggressive:r Chef:in	Ja	Nein
Entscheidungs-findung	Gemeinsam	Von oben
Konflikte	Werden besprochen	Werden ignoriert
Werte	Sind wichtig	Irrelevant

Teamarbeit

Effektive Teamarbeit wünscht sich so ziemlich jede:r Arbeitgeber:in, denn sie ist der Schlüssel zum Erfolg des Unternehmens. Die richtige Konstellation ermöglicht es den Mitarbeitenden, gemeinsam mit ihren Kolleg:innen die besten Ergebnisse zu liefern.

Der erste Schritt zum Aufbau einer guten Teamarbeit besteht darin, zu verstehen, dass alle jeweils individuelle Fähigkeiten und ein Stück weit auch die eigene Persönlichkeit in das Projekt mit einbringen. Bei der Planung von Teamaktivitäten ist es wichtig, genau diese **Individualität zu berücksichtigen und Unterschiede zu respektieren.** Die Kolleg:innen wiederum fühlen sich dadurch wertgeschätzt und verstanden. Transparenz ist wichtig beim Aufbau eines jeden Teams, um sicherzustellen, dass sowohl Mitarbeitende als auch ihre Vorgesetzten ein klares Verständnis von den jeweiligen Verantwortlichkeiten haben. Es hilft ungemein, das Team und die Rollen mit Bildern, Zuschreibungen und Verbindungen zu visualisieren, sodass sie wirklich allen Beteiligten klar sind.

Die Teammitglieder müssen vertrauensvolle Beziehungen zueinander aufbauen, um ihre gemeinsamen Aufgaben besser zu verstehen. Denn nur ein aufrichtig ehrliches Team kann erfolgreich sein. Eine gute Möglichkeit, Transparenz zu gewährleisten, bieten regelmäßige Teambesprechungen zu Beginn der Zusammenarbeit. Hier können Verantwortlichkeiten und gemeinsame Ziele festgelegt werden, damit alle auf dem gleichen Stand sind und gemeinsam auf ihre Ziele hinarbeiten können. Ziele zu setzen, ist eine der wichtigsten Aufgaben eines Unternehmens, sei es im kleinen Start-up, im Freelancer-Team oder im Großkonzern.

S.M.A.R.T.

Hast du schon mal von S.M.A.R.T gehört? Nein, ich meine nicht das kleine Auto, sondern das Erstellen von S.M.A.R.T.-Zielen, denn diese bringen alle Mitarbeitenden auf einen gemeinsamen Weg, um die Unternehmensziele zu erreichen. Auf diese Weise werden die Aufgaben effizienter bearbeitet.

Um sicherzustellen, dass die Mitarbeitenden diese Ziele gut verstehen und darauf hinarbeiten, können sie gegenseitig ihre Leistung beurteilen. Wichtig: immer **respektvoll und konstruktiv bleiben!** Es ist auch wichtig, mit den Bewertungskriterien spezifisch zu sein, damit alle Kolleg:innen eine klare Vorstellung von ihren bisherigen Leistungen und von dem haben, was sie in ihren Rollen noch erreichen können. Diese Leistungsbewertung auf Augenhöhe trägt dazu bei, dass Teammitglieder sich wertgeschätzt fühlen, und es gibt ihnen die Freiheit, ihre eigenen Ziele und Wünsche im Unternehmen umzusetzen. Die Infografik auf den Aktivseiten veranschaulicht noch einmal, wie S.M.A.R.T. aufgebaut ist – probiere es mal bei dir im Team aus!

Ein weiterer Aspekt, dem oft zu wenig Aufmerksamkeit geschenkt wird, ist die Anerkennung. Wertschätzung von Leistungen und erreichten Meilensteinen der Kolleg:innen, ob groß oder klein, spielt eine entscheidende Rolle beim Aufbau des Teamgefühls am Arbeitsplatz. Dies bringt nicht nur das Team näher zusammen, sondern es gibt den Mitgliedern auch die Möglichkeit, sich in ihren Positionen bestätigt und befähigt zu fühlen. Teile also zwischendurch deine Anerkennung. Alle Teammitglieder sollten es in sich verankern, die Arbeit und das Engagement ihrer Kolleg:innen für die gemeinsame Mission zu würdigen – so wird eine **positive Unternehmenskultur** geschaffen. Vielen Menschen ist die Wertschätzung tatsächlich wichtiger als der finanzielle Ausgleich. Um sicherzustellen, dass Teamarbeit und gute Kommunikation innerhalb einer Abteilung etabliert werden, muss ein einheitlicher Kanal für die meisten oder sogar alle Formen der internen Kommunikation etabliert werden. Für einen effizienten Informationsfluss können Arbeitgebende Chat-Apps, E-Mail-Plattformen oder andere Meeting-Tools nutzen, um dann jedem Kanal einen bestimmten Zweck zuzuweisen. In vielen Unternehmen wird Slack verwendet. (Von WhatsApp oder Facebook-Gruppen möchte ich an dieser Stelle abraten, da diese schnell zum Störer in der privaten Zeit werden können.) Heutzutage arbeiten immer mehr Menschen von zu Hause aus und nutzen daher verschiedene Kanäle für die tägliche Kommunikation. So kann schnell Chaos entstehen und es führt dazu, dass Kolleg:innen ihre eigenen Verantwortlichkeiten sowie die der anderen infragestellen. Um ein strukturiertes Arbeitsumfeld und die Teammoral auch in der virtuellen Welt aufrechtzuerhalten, ist es wichtig, die Rollen und die einzelnen Ziele regelmäßig klar zu kommunizieren, zum Beispiel in einem Daily oder Weekly, also einem regelmäßigen gemeinsamen Gruppen-Call.

S.M.A.R.T.-Methode

S	M	A	R	T
Spezifisch	**Messbar**	**Attraktiv**	**Realistisch**	**Terminiert**
Das Ziel ist konkret, verständlich und ausführlich beschrieben.	Das Ziel kann qualitativ und quantitativ beurteilt werden.	Das Ziel ist attraktiv und motivierend für alle Beteiligten.	Das Ziel kann mit den zur Verfügung stehenden Ressourcen erreicht werden.	Das Ziel ist zu einem bestimmten Zeitpunkt realisierbar.
Dein Beispiel:	**Dein Beispiel:**	**Dein Beispiel:**	**Dein Beispiel:**	**Dein Beispiel:**

Reflexion

Wie stark schätzt du das aktuelle Teamgefühl bei dir im Unternehmen ein?

Schwach ● ● ● ● ● ● **Stark**

Was müsste deiner Meinung nach passieren, damit es stärker wird?

....

....

Sind die Rollen im Team klar verteilt? ● Ja ● Nein

Welche Rolle hast du im Team? Kannst du das klar beantworten?
Falls nicht, in welcher Rolle siehst du dich am ehesten?

....

....

Kreuze an, wie du dein Team einschätzt!

● Zuverlässig	● Fürsorglich	● Loyal
● Vertraulich	● Chaotisch	● Respektvoll
● Hierarchisch	● Strukturiert	● Professionell
● Inkompetent	● Erfolgreich	● Unzufrieden

4. Kennst du deine Lebensziele?

Glaubenssätze – Wie siehst du dich und die Welt?

Wir alle führen täglich einen inneren Dialog mit uns selbst. Es ist diese kleine, unermüdliche Stimme in unserem Kopf, die einen großen Einfluss auf deine Work-Life-Balance haben kann. Mit der Zeit können negative Selbstgespräche dein Selbstvertrauen untergraben, dich von Risiken abhalten und eben auch davon, dein volles Potenzial auszuschöpfen. Jene, die gelernt haben, ihre positive Innenwelt wie ein Spiegelbild nach außen zu tragen, sind diejenigen, die ihre Lebensziele bereits erreicht haben oder in naher Zukunft erreichen werden.

Unser Unterbewusstsein ist ein mächtiges Tool und es kann uns die schwierigsten Aufgaben erleichtern – aber nur, wenn wir verstehen, wie wir es zu unseren Gunsten einsetzen können, was leider nur die wenigsten tun. Denn tatsächlich verwenden viele von uns diese Kraft unbewusst sogar gegen sich selbst. Stichwort: negative Glaubenssätze, also Gedanken, die sich als vermeintliche Wahrheit fest in unser Gehirn eingebrannt haben und uns davon abhalten, unser Leben in eine positive Richtung zu lenken.

Unser Unterbewusstsein ist wie ein Kind, das sich liebend gern in einer bereits bekannten Umgebung aufhält. Es hört nicht auf klare Anweisungen, daher müssen wir einen anderen Weg finden, um das bereits Gelernte wieder abzuändern. Ich spreche hier von einschränkenden Überzeugungen, die wir unbewusst in unserer Kindheit gebildet haben. Da der Verstand eines Kindes eher offen für Ratschläge ist, akzeptiert es alles, was neu ins Bewusstsein fließt, als Wahrheit. Diese innere Wahrheit erschafft unsere Lebensgeschichte. Unsere schöpferische Kraft arbeitet ständig daran, diese Überzeugungen als unsere Realität abzubilden.

Das bringt mich zu einem anderen Punkt: Hast du schon mal vom **Gesetz der Anziehung gehört?** Es ist die Kraft, gewisse Sachen durch innere Arbeit in das eigene Leben zu ziehen. Bei Kindern ist das Unterbewusstsein leicht formbar, aber vielleicht fragst du dich jetzt, wie es bei dir als erwachsene Person aussieht. Kannst du deine innere Programmierung verändern? Ja, dafür gibt es Möglichkeiten, aber es erfordert die Arbeit an dir selbst. Viel Arbeit. Unser Bewusstsein hat die Fähigkeit, zwischen richtig und falsch zu unterscheiden, aber unser Unterbewusstsein kennt diese Unterscheidung nicht. Es tut einfach, was es bereits weiß. Um das Thema besser zu veranschaulichen, habe ich vier negative Glaubenssätze aufgeschrieben, die in der Arbeitswelt häufig vorkommen, und erklärt, warum sie dich in deiner Persönlichkeitsentwicklung aufhalten werden:

Negativer Glaubenssatz: „Ich habe nichts zu sagen."

Auch wenn du nichts Weltbewegendes zu sagen hast, ist es wichtig, dass du dich beispielsweise in Meetings zu Wort meldest. Lass dich von Kolleg:innen nicht einschüchtern und brich das Eis am besten vor Beginn mit etwas Smalltalk. Denn je länger du mit dem Sprechen wartest, desto schwieriger wird es für dich, überhaupt einzusteigen. Sprich mit einer Person, zu der du bereits eine gute Beziehung hast, sobald dein Selbstvertrauensakku dann komplett aufgeladen ist, stell Augenkontakt zu allen Beteiligten im (virtuellen) Raum her.

Negativer Glaubenssatz: „Wenn es nicht perfekt ist, habe ich versagt."

Scheitern ist eine gute Erfahrung und viele Menschen würden ihre Hand dafür ins Feuer legen, dass sie Großartiges nur aufgrund dessen erreicht haben, weil sie aus ihren Fehlern gelernt haben. Wenn dir aber ein kleiner Ausrutscher passiert, bist du gleich ein:e Versager:in, richtig? Perfektionistisch veranlagte Menschen halten sich meist an strenge, selbst gesetzte Regeln, die sie von anderen niemals erwarten würden. Höre mal in dich hinein, ob du solche strengen Regeln auch bei dir etabliert hast, versuche dann, sie aufzulösen.

Negativer Glaubenssatz: „Lieber nicht nachfragen. Die Antwortet lautet sowieso Nein."

Wenn du dich nicht zu Wort meldest, wundere dich nicht, dass du übersehen wirst. Viele Menschen haben Angst davor, um Erwünschtes zu bitten, und reden sich ein, dass ein Nein bereits in Stein gemeißelt sei. Nach etwas zu fragen, birgt immer ein gewisses Konfliktrisiko, aber auch die Chance, etwas für sich zu verbessern oder einen Kompromiss zu finden. Erwarte nicht, dass die Gelegenheiten auf dich zufliegen werden, sondern werde selbst aktiv.

Negativer Glaubenssatz: „Bald wird mich jemand durchschauen."

Vielleicht leidest du unter dem Hochstapler-Syndrom – auch als Impostor-Syndrom bekannt. Trotz vieler Beweise für die eigenen Kompetenzen und viel Zuspruch glauben Menschen mit Hochstapler-Syndrom, dass sie Betrüger:innen seien und ihre Errungenschaften nur auf Glück oder darauf basierten, dass sie zur richtigen Zeit am richtigen Ort gewesen seien. Wenn du bei der Arbeit unter einem geringen Selbstwertgefühl leidest, dann hol dir schriftliches Feedback von Kolleg:innen und Arbeitgebenden ein und speichere dieses ab oder hänge es dir an die Wand. Wenn du dann einen „schwachen" Moment haben solltest, schaue dir diese Zeilen an und bestärke dich selbst damit – die anderen würden dich ja schließlich nicht anlügen, oder?

Glaubenssätze

Verwandle diese negativen in positive Glaubenssätze:

Beispiel:

Wenn es nicht perfekt ist, habe ich versagt.

→ Es muss nicht perfekt sein, um zu genügen.

Jetzt bist du dran!

Ich habe nichts zu sagen.

....

Bald wird mich jemand durchschauen.

....

Lieber nicht nachfragen. Die Antwort lautet sowieso Nein.

....

Ich bin zu alt für einen Neuanfang.

....

Arbeit muss anstrengend sein.

....

Nichts funktioniert, so wie ich es mir vorstelle.

....

Ich bin nicht schlau genug, um meine Ziele zu erreichen.

Ich kann diesen Job nicht in Teilzeit arbeiten.

Ich muss Überstunden machen, um anerkannt zu werden.

Ich kann froh sein, diesen Job zu haben.

Fallen dir noch eigene negative Glaubenssätze ein, die du ins Positive verändern möchtest? Schreibe sie in die Köpfe oder nutze die Notizseiten am Ende des Buches!

Negativ

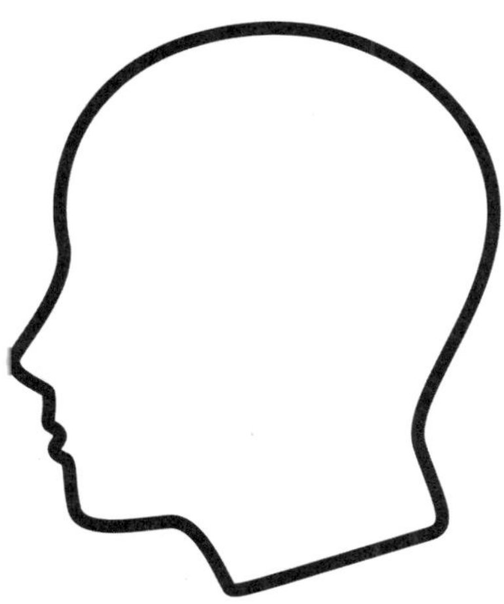

Positiv

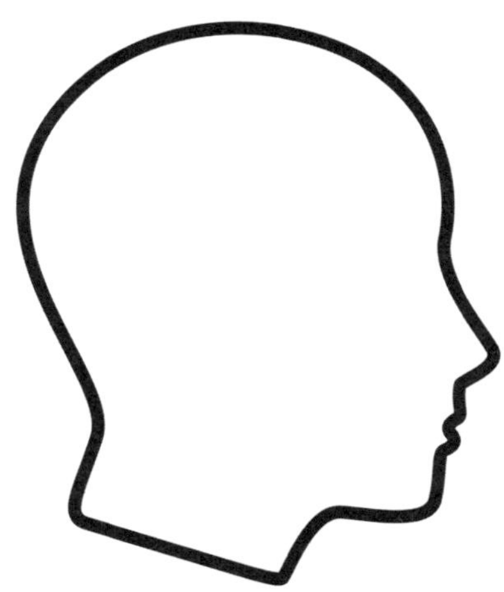

Werte – Was ist dir wirklich wichtig?

Die Definierung deiner persönlichen Werte ist ein wichtiger Bestandteil für eine ausgewogene Work-Life-Balance. In diesem Abschnitt bezieht sich der Begriff „Wert“ darauf, wie du über deine Arbeit selbst und den von dir geleisteten Beitrag denkst.

Geh mal in dich und frage dich, warum du dich für den Beruf entschieden hast, den du gerade ausführst. Geld? Selbstbestimmtheit? Leidenschaft? Die Möglichkeit, sich für einen guten Zweck einzusetzen? Dies sind nur einige Beispiele für arbeitsbezogene Werte, die deine Zufriedenheit am Arbeitsplatz beeinflussen können. Wenn du dir dieser Grundwerte bewusst bist, kannst du herausfinden, welche Komponenten dich glücklich machen. Und wenn diese aktuell fehlen, kannst du dir wiederum Gedanken darüber machen, wie du sie in dein Work-Life integrieren könntest.

Schauen wir uns die Werte mal genauer an, denn sie sind leider nicht immer offensichtlich. Hinzu kommt, dass sie nicht universell für alle gelten. Was für dich wichtig ist, kann für eine Person in deinem Arbeitsumfeld völlig unwichtig sein.
On top können sich deine Werte im Laufe der Zeit natürlich auch verändern. Als frische:r Uniabsolvent:in konzentrierst du dich vielleicht erst einmal darauf, deinen Studienkredit abzubezahlen, deswegen hat ein gut bezahlter Job für dich Priorität. Wenn du einmal finanzielle Sicherheit erlangt hast, dann kommen andere Werte hinzu, die dir wichtiger sind. Die meisten Menschen, die einer Arbeit nachgehen, die ihren Werten entspricht, fühlen sich zugehörig und sind zufrieden. Je mehr Erfahrungen du in deinem Work-Life sammelst, desto wichtiger können bestimmte Werte für dich werden.

Arbeitsbezogene Werte können in zwei funktionale Kategorien unterteilt werden: **die äußeren und die inneren Werte der Arbeit.** Erstere beziehen sich auf die Bedingungen, die mit deiner Berufswahl einhergehen, beispielsweise wie dein Arbeitsplatz aussieht oder wie viel du verdienen kannst. Innere Werte beziehen sich auf das Interesse an der Arbeit selbst oder den Nutzen, den sie für andere erzielen. Damit du mit deiner Arbeit wirklich zufrieden bist, solltest du versuchen, deine persönlichen inneren Werte klar zu definieren.

Jetzt wird es spannend, denn wie du bestimmt schon gemerkt hast, sind Unternehmenswerte und persönliche Werte nicht identisch. Wenn die Werte des Unternehmens mit deinen eigenen nicht übereinstimmen, führt das zu Unzufriedenheit auf beiden Seiten. Da die persönlichen Werte von einer Vielzahl von Faktoren beeinflusst werden, wie der Erziehung und dem kulturellen Hintergrund, können sie je nach Person unterschiedlich ausfallen. Wie löst man das? Mit einer transparenten Darstellung der Werte seitens des Unternehmens. So kannst du als Mitarbeitende:r von Anfang an entscheiden, ob du damit übereinstimmst oder nicht, um dir dann eine andere Arbeit zu suchen.

Ein weiterer Ansatz zur Annäherung von Werten sind Schulungsprogramme zur Klärung und Stärkung der Unternehmenswerte – welche Verhaltensweisen sind am Arbeitsplatz akzeptabel, welche nicht? Die Herausforderung besteht darin, eine große Übereinstimmung zwischen persönlichen Werten und denen des Unternehmens aufzubauen. Am effektivsten geschieht dies mithilfe von Vorbildern, die die Unternehmenswerte auf allen Ebenen aktiv, sichtbar und konsequent leben.

Falls du mit deiner beruflichen Situation unzufrieden bist – sei es aufgrund unzumutbarer Arbeitszeiten, der schlechten Beziehung zum Arbeitgebenden oder Kolleg:innen, schlechter Bezahlung oder fehlender Motivation –, dann mache dir keine Sorge, denn du bist damit nicht allein! Viele Menschen kommen im Laufe ihrer beruflichen Karriere an den Punkt, an dem sie ihr Arbeitsleben reflektieren – und das ist gut so! Der Hauptgrund ist meist **der arbeitsbezogene Wertekonflikt.** Wir verspüren dann weder Sinnhaftigkeit noch Leidenschaft in unserem Job. Wenn dir deine Arbeit keinen Spaß macht und du frustriert oder verärgert über deinen Arbeitsplatz bist, dann wirst du mit ziemlich hoher Wahrscheinlichkeit solch einen Wertekonflikt durchlebt haben. Es ist offensichtlich, dass das, was du im Job tust, im ständigen Widerspruch zu dem steht, was dir persönlich eigentlich wichtig ist. Wenn wir uns aber in unserem täglichen Hamsterrad befinden, ohne darüber nachzudenken, was uns wirklich wichtig ist, dann fangen wir an, unsere inneren

Werte zu vernachlässigen. Wenn wir nicht auf unser Inneres hören, dann vernachlässigen wir das, was wir eigentlich gern tun, und überlassen die Entscheidung den Menschen, die bestimmte Erwartungen an uns haben. Wertekonflikte sind wie ein Kampf zwischen dem, was du deiner (und anderer) Meinung nach tun solltest, und dem, was du gern tun möchtest. Ironischerweise sind wir uns unseren inneren Konflikten oftmals gar nicht mehr bewusst, weil wir gelernt haben, in der Arbeitswelt zu funktionieren. Wir folgen jeden Tag derselben Routine und nehmen uns keinen Moment, um darüber nachzudenken, was wir tun und warum. Wir setzen und erreichen Ziele, ohne auf den tiefsten Wunsch unserer inneren Werte zu achten. Wir ignorieren die Tatsache, dass unsere eigenen persönlichen Werte wie ein Leitfaden sind, der uns durch unser Work-Life begleitet.

Jetzt ist der Moment gekommen, in dem du dir Zeit nimmst und diese Fragen für dich beantwortest.

Deine Werte

Überlege dir, wie wichtig dir bestimmte Werte für dein Work-Life sind.

Werte	Erklärung	Bewertung
Allein arbeiten	Du erledigst deine Aufgaben lieber für dich.	● ● ● ● ●
Mit anderen arbeiten	Gemeinsam im Team an einer Mission arbeiten.	● ● ● ● ●
Wettbewerb	Herausforderung motiviert dich zum Arbeiten.	● ● ● ● ●

Werte	Erklärung	Bewertung
Allgemeinheit helfen	Einen Beitrag leisten, der die Gesellschaft voranbringt.	● ● ● ● ●
Anderen helfen	Du hilfst gern konkreten Personen oder kl. Gruppen.	● ● ● ● ●
Unter Druck arbeiten	Nur so kommst du in Bewegung.	● ● ● ● ●
Wissen	Du lernst täglich etwas Neues dazu.	● ● ● ● ●
Stabilität	Es passiert nichts Unerwartetes.	● ● ● ● ●
Sicherheit	Dein Job und dein monatliches Gehalt sind sicher.	● ● ● ● ●
Abenteuer	Du brauchst regelmäßig einen Nervenkitzel.	● ● ● ● ●
Zeitliche Flexibilität	Freiraum, dann zu arbeiten, wann du möchtest.	● ● ● ● ●
Räumliche Flexibilität	Freiraum, dort zu arbeiten, wo du möchtest.	● ● ● ● ●
Unabhängigkeit	Arbeit erledigen, ohne von anderen überprüft zu werden.	● ● ● ● ●
Schnelligkeit	To-dos werden schnell bearbeitet.	● ● ● ● ●
Bewegung	Nur am Schreibtisch zu sitzen, ist dir nicht genug.	● ● ● ● ●

Werte	Erklärung	Bewertung
Öffentlichkeit	Du möchtest öffentlich für deine Arbeit wahrgenommen werden.	● ● ● ● ●
Abwechslung	Du brauchst regelmäßig neue Aufgaben.	● ● ● ● ●
Kreativität	Du möchtest dich gern kreativ ausdrücken.	● ● ● ● ●
Struktur	Du wünschst dir vorgegebene Abläufe.	● ● ● ● ●
		● ● ● ● ●
		● ● ● ● ●

Schreibe im nächsten Schritt die fünf Werte auf, die für dich essenziell sind.

1 ....

2 ....

3 ....

4 ....

5 ....

Gehen sie mit deinem aktuellen Job einher?

- Ja
- Teilweise
- Nein

Falls nicht, wie kannst du sie einbringen?

....

....

....

....

....

....

Warum machst du deinen Job? Was motiviert dich?

....

....

....

....

....

....

Lebensrad – Was wünschst du dir für dein Leben?

Lebensziele sind das, was wir erreichen wollen, und sie sind viel bedeutsamer als die, die wir im Alltag erreichen müssen. Im Gegensatz zu täglichen Routinen und kurzfristigen Zielen bestimmen sie langfristig unsere Motivation. Sie helfen uns dabei, dass wir unsere inneren Werte im Außen erleben dürfen. Sie geben uns Orientierung, Halt und ein gewisses Maß an Eigenverantwortung – **für ein Leben nach unseren eigenen Regeln!**

Warum solltest du dir Ziele für dein Leben setzen, wenn du auch einfach alles auf dich zukommen lassen kannst? Viele von uns haben Träume – du also bestimmt auch. Tief drinnen wissen wir, was uns glücklich macht, was wir gern ausprobieren würden. Vielleicht haben wir sogar eine mehr oder weniger konkrete Vorstellung davon, wie wir für die Erfüllung dieser Wünsche vorgehen würden.

Die Definition klarer Ziele bringt dich weg vom Wunschdenken hin zu einem umsetzbaren Plan

Wenn wir jetzt wissen, wo wir morgen, in drei Monaten oder in zehn Jahren sein wollen, können wir beurteilen, wo wir gerade stehen, um dann unseren Fortschritt festzuhalten. Überlege dir, wie du dich in den letzten fünf Jahren verändert hast, woran du gescheitert und gewachsen bist.

....

....

....

....

Indem du einen genauen Rückblick zulässt, kannst du deine Aktivitäten neu ausrichten, um deine Ziele zu erreichen. Wenn unsere Ziele auf unseren persönlichen Werten basieren, sind sie sinnvoll.

Übrigens: Auch wenn wir in diesem Buch viel über arbeitsrelevante Themen sprechen, schließen Lebensziele doch so viel mehr ein: Beziehungen, Familie, Gesundheit, Ernährung, finanzielle Freiheit, Reisen und und und. Lebensziele ermöglichen es uns, bei Erreichung persönliche Erfolgserlebnisse zu haben.

(Hier aber auch noch eine kleine Warnung: Sind wir allzu schnell besessen von unseren Lebenszielen, führt das zum Gegenteil: Wir arbeiten Tag und Nacht unter harten Bedingungen, um irgendwann ein Haus am Meer kaufen zu können, sterben aber womöglich frühzeitig an einem Herzinfarkt vor Überarbeitung. Und ja, krasses Beispiel, aber es verdeutlicht mein Argument sehr gut.)

Finde den Mittelweg zwischen großen Lebenszielen und dem „Leben im Moment".
Ziele ermuntern uns auch, unsere Superpower einzusetzen. Wenn wir überlegen, was uns am wichtigsten im Leben ist, dann können wir uns besser auf unsere inneren Stärken und die Leidenschaft, die uns antreibt, einlassen. Alles funktioniert auf einmal mit wenig Anstrengung, scheinbar wie von selbst.

An dieser Stelle möchte ich ein wunderbares Coaching-Tool erwähnen: das Lebensrad. Damit kann man für sich herausfinden, welche Bereiche im Leben bereits gut funktionieren und welche noch etwas Nachhilfebedarf haben. Im Grunde genommen geht es um das Gleichgewicht zwischen den verschiedenen Kategorien und es bietet einen 360-Grad-Blick auf deine aktuelle Lebenssituation – ein Rad eben. So identifiziert es schnell das Ungleichgewicht und hilft dir, anschließend Ziele zu benennen und Prioritäten basierend auf deiner Lebensvision zu definieren. Mit dieser Methode kannst du herausfinden, was du im Leben wirklich willst:

- Was lässt dein Herz höher schlagen?
- Wofür würdest du morgen um sechs Uhr freiwillig aus dem Bett springen?
- Was gibt dir Kraft und Energie?

In diesem Abschnitt findest du ein Lebensrad zum Ausfüllen. Du kannst die vorgeschriebenen Kategorien verwenden, du kannst die Segmente aber auch anpassen, um sie noch besser auf deine aktuelle Lebenssituation zu münzen – das grundlegende Prinzip bleibt gleich.

Dein Lebensrad

Fülle das Lebensrad aus! Je voller du das „Pizzastück" von innen heraus ausmalst, desto zufriedener bist du mit diesem Bereich in deinem Leben.

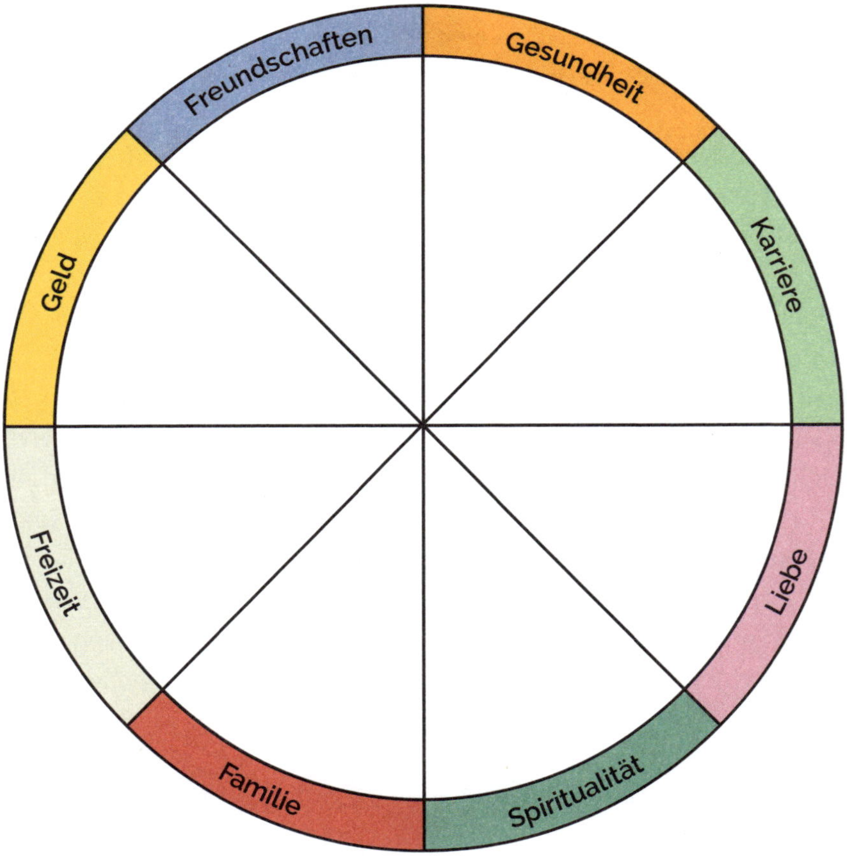

Welche Bereiche sind besonders „voll“?

....

....

Welche Bereiche, die dir besonders wichtig sind, hast du bisher vernachlässigt?

....

....

Tipps für die Formulierung deiner Lebensziele:

1. Bleib realistisch.
2. Formuliere das Ziel positiv.
3. Sei bereit, auf dem Weg dorthin auch mal zu scheitern.
4. Sprich mit anderen über deine Wünsche.
5. Brich die Ziele in kleinere Teilziele herunter.

Schreibe mindestens ein Lebensziel für jeden Bereich auf:

Freizeit:

....

....

....

Familie:

....

....

....

Spiritualität:

....

....

....

Liebe:

....

....

....

Karriere:

....

....

....

....

Gesundheit:

Freundschaft:

Geld:

Fällt dir noch eine Kategorie ein?

Phase 2

Komme in die Umsetzung!

Meine Story – 2. Teil

Nach dem Minijob im Strandbad ging es dann für mich mit einigen Umwegen in die Berliner Werbebranche, wo ich erst in einer Werbeagentur arbeitete und hauptsächlich für die Social-Media-Betreuung sowie Eventgestaltung verantwortlich war. Die ersten Monate machte mir der Job auch richtig Spaß, denn ich habe in kürzester Zeit echt viel gelernt und kam dank der verschiedenen Veranstaltungen gut in Deutschland rum. Allerdings war auf der anderen Seite sowohl ständig der Druck, nicht gut genug zu sein, als auch die Angst groß, meinen Job jederzeit verlieren zu können. Beides hat mich einfach nicht losgelassen: Ich hatte keinen festen Arbeitsvertrag, sondern war als Freelancer:in angeheuert worden. Wenn du in der Berliner Kreativszene unterwegs bist, siehst du schnell, wie austauschbar du bist, wenn du nicht mehr „funktionierst". Klingt hart, ist aber leider die bittere Realität für viele. Bei meinem Arbeitgeber habe ich es sehr geschätzt, dass ich als Mensch wahrgenommen wurde und nicht auf meine nicht-binäre Transidentität reduziert wurde – eine Erfahrung, die ich leider hier und da in der Arbeitswelt schon machen musste. Ihm war meine Leistung, nicht meine Selbstdefinition wichtig.

Rückblickend kann ich sagen, dass ich schon aus reiner Dankbarkeit für diesen Job fast alles getan hätte. Ich glaube, dass viele queere Menschen mit dem sogenannten „People Pleasing" zu kämpfen haben, weil sie in der Kindheit und Jugend so viel Mobbing und Diskriminierung erfahren haben. Sie möchten gefallen und der Welt zeigen, dass sie es drauf haben – ganz unabhängig von ihrer Identität oder Sexualität. So war es zumindest bei mir! Ich hatte dieses innere Bedürfnis, es all den Menschen, die mir damals mein Leben schwer gemacht hatten, zu beweisen, wie gut ich war. Und genau hier liegt der Fehler: Ich habe keine Grenzen gegenüber Kolleg:innen gesetzt, sondern alle Aufträge mit Kopfnicken erledigt. Irgendwann hatten sich dann alle daran gewöhnt, dass ich die Aufgaben schnell und „mal eben" erledigen konnte, meine To-do-Liste wuchs also von Tag zu Tag, von Woche zu Woche ins Unermessliche.

Es gab einen Schlüsselmoment, in dem ich das erste Mal über meine scheinbar ausweglose Situation aktiv nachdenken musste. Mit Fieber und Grippesymptomen saß ich mit einem Kollegen im Zug auf dem Weg zu einem Event und dachte mir: „Wie soll ich diesen Abend überstehen?“ Es war nun mal Teil meines Jobs, zu networken und mit dem Auftraggeber Smalltalk zu betreiben, sodass am Ende alle glücklich und zufrieden sind. Im Hotel schmiss ich mir zwei Aspirin Complex ein, packte das Nasenspray in die Handtasche und ging los zur Veranstaltung. Es lief alles gut und ich weiß, dass ich selbst in schwierigen Situationen abliefern kann. Doch am nächsten Morgen fühlte ich mich so leer und ausgesaugt. Die Grippe hing mir zudem noch Wochen nach, weil ich mir keine Auszeit gegönnt hatte. Mir wurde klar, dass ich für kein Geld der Welt mehr meine Gesundheit aufs Spiel setzen würde. Einige Wochen später machte ich dann in einem Gespräch mit meinem Vorgesetzten klar, dass ich vorerst keine Events mehr betreuen würde und nur im Büro arbeiten möchte. Wir hatten ein freundschaftliches Verhältnis und genau deswegen fiel es mir auch so schwer, Grenzen zu setzen und einfach mal Nein zu sagen. Ich wollte zudem nicht undankbar wirken, da ich ja durch die Veranstaltungen viele interessante und wichtige Leute aus der Werbebranche kennenlernen hatte dürfen, aber so hat es einfach nicht mehr für mich funktioniert.

Zurück im Büro fühlte ich mich erst einmal wieder sicher: keine langweiligen Smalltalks mehr und keine plötzlichen Probleme, die auf solchen Veranstaltungen immer auftreten können. Doch für meine Kolleg:innen war nun klar: Sie ist mehr im Büro, kann also noch mehr Aufgaben übernehmen. Dabei war ich zu der Zeit schon völlig überlastet. Da ich aber nun in meinen Augen so viel gefordert hatte, war die Sorge noch größer, ich könnte meinen Job verlieren, wenn ich mich jetzt hier auch verweigern würde, also habe ich ohne Widerspruch weitergemacht. Auch das würde ich heute anders machen.

Es ist so wichtig, dass wir lernen, Grenzen zu setzen, und auch Kolleg:innen ein Zeichen geben, wenn uns die Arbeit über den Kopf steigt. Gerade in Teams gibt es viele Möglichkeiten, Aufgaben umzuverteilen, um Individuen zu entlasten – aber das sah ich damals einfach nicht. Ich lebte voll und ganz in meinem Glaubenssatz „Ich muss funktionieren“ – zu lange. Bis zu dem Moment, als sich erste Anzeichen für ein Burn-out bemerkbar machten.

Winter in Berlin. Ich fuhr an diesen Tagen morgens im Dunkeln ins Office, abends im Dunkeln wieder nach Hause. Nachts schreckte ich oft schweißgebadet und wie im Schock aus dem Schlaf auf. Bei der Arbeit hatte ich zittrige Hände und einen angespannt-nervösen Dauerzustand – dank meiner Koffein-Intoleranz sogar ganz ohne Kaffee. Zudem machten sich bei Treffen mit Freund:innen das erste Mal Panikattacken bei mir bemerkbar. Ich bin eigentlich ein überaus positiver Mensch und liebe es, andere Menschen zum Lachen zu bringen, aber in dieser Zeit ging es mir schlecht: Ich hatte kaum Motivation und Kraft für irgendwelche Unternehmungen und zusätzlich verspürte ich auch in meinem Privatleben den Druck, meiner Rolle als „Entertainer:in“ weiterhin gerecht zu werden.

Meine Freund:innen wussten nicht, was los war, da ich nach außen hin versuchte, das Bild eines erfolgreichen Lebens zu projizieren. Ich schämte mich dafür, dass ich in so jungen Jahren bereits „Schwäche“ zeigte und nicht arbeitsfähig war. Ich wollte es mir selbst nicht eingestehen, sprach also auch mit niemandem über meine Symptome.

Burn-out kann sich auf ganz verschiedene Art und Weise bemerkbar machen, aber das waren meine Symptome. Ich rannte zu verschiedensten Ärzt:innen, hoffte auf die heilende Pille, die alles wieder in Ordnung bringen würde. Nachdem mein Blutbild keine Auffälligkeiten zeigte und auch die anderen ärztlichen Testergebnisse grünes Licht gaben, wurde mir klar: Es ist meine psychische Gesundheit, die leidet, und mein Körper sendet gerade Warnsignale.

Ich musste etwas in meinem Leben verändern. Ich legte also Geld zur Seite, um mir eine (unbezahlte) Auszeit von meinem Job nehmen zu können. Diese Zeit nutzte ich zum Nachdenken und für die Gestaltung eines Visionboards, auf dem ich Bilder anpinnte, die meine Zukunft abbilden sollten: unter anderem ein langer Sandstrand, ein glückliches Paar, eine Person bei der Meditation, gesundes Essen und die Sonne. Das war der Grundstein für meine Auswanderung – auch wenn es noch genau ein Jahr dauern sollte, bis ich in ein Auto mit meinen sieben Sachen steigen würde, um in Richtung Barcelona zu fahren.

5. Burn-out muss nicht sein

Anleitung für Workaholics

Würdest du dich selbst als Workaholic beschreiben? Bist du süchtig nach deiner Arbeit und findest keine Zeit für Entspannung? Ist es bei dir normal, dass du zehn bis 16 Stunden am Tag arbeitest? Dass dich nicht mehr das Unternehmensziel oder der Bonus antreibt, sondern die Sucht zu arbeiten? Was aber ist denn Arbeitssucht? Gibt es sie überhaupt? Ja, die gibt es. **Es ist die Sucht, übermäßig viel und lange zu arbeiten, ohne sich um das eigene geistige oder körperliche Wohlbefinden zu kümmern.** Ein Workaholic ist also jemand, der oder die den Zwang verspürt, viele Stunden hart zu arbeiten, weil er oder sie sich sonst schlecht oder nicht gut genug fühlt. Hierbei geht es aber nicht nur um die Arbeitszeit an sich, sondern es ist auch das starke Bedürfnis nach Arbeit für ein Gefühl der Zugehörigkeit.

→ **Langfristig wirkt sich dieser Hustle-Modus nachteilig auf die Gesundheit, zwischenmenschliche Beziehungen, Karriere und natürlich auf die Work-Life-Balance aus.**

Vielleicht fragst du dich gerade, wie es denn deiner Karriere schaden könnte, wenn du doch täglich alles gibst. In der westlichen Arbeitskultur wird die Hingabe für unseren Job oft an der Zeit gemessen, die wir mit der Arbeit verbringen. Wir werden für unsere Selbstaufopferung gefeiert, wenn wir auch im Urlaub ans Telefon gehen und Konflikte lösen oder krank am Arbeitsplatz erscheinen – eindeutig ist uns ja das Projekt wichtiger als unsere eigene Gesundheit! Es wird als heldenhaft empfunden, was uns ein Gefühl von Sicherheit und auch Stolz gibt. Bestimmt hast du schon einmal mitbekommen, dass jemand anderem die Krankschreibung nicht geglaubt wurde: „Bei dem guten Wetter liegt die/der doch eh nur in der Sonne statt im Bett. Seien wir doch mal ehrlich." Eine solche Aussage mag auf den ersten Blick harmlos wirken, aber sie kann viel in einem auslösen: die Angst davor, sich eine Pause zu nehmen.

Für manchen Menschen ist der Workaholic-Modus auch eine Flucht vor anderen Problemen, die sie im Privaten gerade nicht bestreiten können oder wollen. Natürlich könnte man das jetzt abtun und sagen, dass das ein Lifestyle sei, für den sich manche Menschen entscheiden, aber in der Realität merken die meisten gar nicht, wenn sie in diesen Modus verfallen. Wenn das Selbstwertgefühl nur noch darauf fußt, was andere von uns erwarten, anstatt darauf, was wir von uns selbst erwarten.

Ein Workaholic muss seinen Job nicht mal zwangsläufig lieben. Die Person kann auch einfach aus einem Pflichtgefühl heraus so viel arbeiten. Oder sie liebt den Rausch der Erfolgserlebnisse so sehr, dass sie deshalb völlig grenzenlos immer so weitermacht. Es fällt der Person schwer, in der Freizeit nicht an die Projekte und To-dos zu denken. Sie fühlt sich gestresst und schuldig, wenn sie nicht arbeitet. Sie bringt weitaus mehr Resultate, als erwartet werden. All das zusammengenommen führt bei dieser Sucht oft dazu, dass die Arbeit das private Leben negativ beeinflusst. Schließlich sinkt irgendwann die Zufriedenheit eines Workaholics, während Stress und kontraproduktives Verhalten ansteigen – einen solchen Zustand können die wenigsten Menschen lange Zeit durchhalten. Im Privatleben können Konflikte mit Partner:innen und Freund:innen entstehen, da sie sich vielleicht Sorgen machen oder sich einfach mehr gemeinsame Zeit wünschen.

Schlussendlich setzt es auch die eigene körperliche und geistige Gesundheit aufs Spiel , wenn man sich 24/7 nur in der Arbeitswelt bewegt. Es lauert die große Gefahr eines Burn-outs, also eine durch Arbeit ausgelöste Depression, die sehr ernst zu nehmen ist.

Auch ich litt vor einigen Jahren an einem Burn-out, was übrigens auch der Grund war, warum ich Work-Life-Coach wurde: Ich möchte möglichst viele Menschen vor den gleichen Erfahrungen bewahren. Welche Menschen sind denn gefährdet? Gehörst du vielleicht auch zu ihnen? Das versuchen wir jetzt gemeinsam in diesem Kapitel herauszufinden.

Menschen mit Tendenz zum Burn-out

Ohne jetzt alle über einen Kamm scheren zu wollen, sind es meistens Menschen, die an einem zu geringen Selbstwertgefühl leiden, die sich allzu oft in ein Burn-out treiben lassen, ohne es zu merken. Sie haben eine Welt für sich entdeckt, in der sie Anerkennung für ihre Leistungen bekommen, ganz unabhängig von ihrem Aussehen, ihrer Herkunft, Identität, Sexualität. Der Job gibt ihnen ein vorher nie verspürtes Selbstbewusstsein – und das kann gefährlich werden. Denn wie jede andere Sucht auch kann die nach Arbeit deine Persönlichkeit verändern: emotionale Abstumpfung, Schuldzuweisungen, Selbstisolation – um nur drei von vielen möglichen Ausprägungen zu nennen.

Es zeigt sich deutlich, wie wichtig es ist, seine Job-Persona zu kennen, um sich privat davon abgrenzen zu können. Vielleicht musst du im Joballtag besonders durchsetzungsfähig sein, aber das entspricht gar nicht deiner Natur. Dann hilft es, eine Art Fassade zu erschaffen, wie eine Maske, die du nach Feierabend ablegen kannst.

Außerdem wünsche ich mir für die Zukunft, dass wir in der Arbeitskultur unsere Maßstäbe für die Hingabe zum Job neu definieren und mehr auf die Ergebnisse schauen als auf die Zeit, die wir gebraucht haben, um sie zu erreichen. Stichwort: ergebnisorientiertes Arbeiten.

Bist du ein Workaholic?
Bewerte diese Situationen von 1 (trifft nicht auf mich zu) bis 6 (trifft vollkommen auf mich zu)!

	1	2	3	4	5	6
Ich werde ungeduldig, wenn ich auf jemanden warte oder wenn etwas meiner Meinung nach zu lange dauert.						
Ich komme schnell aus meinem Flow, wenn ich gestört werde.						
Ich esse mein Mittagessen, während ich arbeite.						
Ich schreibe E-Mails, telefoniere gleichzeitig und mache mir dabei Notizen.						
Ich fühle mich schuldig, wenn ich nicht arbeite.						
Ich stecke verhältnismäßig mehr Zeit in meine Arbeit als in Freundschaften und Beziehungen.						
Ich kann mich kaum entspannen, wenn ich nicht arbeite.						
Ich arbeite oft weiter, wenn andere in den Feierabend gehen.						
Ich werde wütend, wenn andere Menschen nicht meiner Arbeitsmoral entsprechen.						
Ich werde wütend, wenn ich nicht die volle Kontrolle über eine Situation habe.						

	1	2	3	4	5	6
Ich muss immer beschäftigt sein, damit ich mich gut fühle.	●	●	●	●	●	●
Ich bin auch an Wochenenden und im Urlaub immer erreichbar.	●	●	●	●	●	●
Ich werde schnell ungeduldig, wenn etwas nicht schnell genug passiert.	●	●	●	●	●	●
Ich habe das Gefühl, dass ich im Wettrennen gegen die Zeit stehe.	●	●	●	●	●	●
Ich bin enttäuscht von meiner Leistung, wenn mir ein Fehler passiert.	●	●	●	●	●	●
Ich vergesse oder ignoriere die Geburtstage, Hochzeiten, Schulabschlüsse meiner Freund:innen und Familie.	●	●	●	●	●	●
Ich verbringe mehr Zeit mit meiner Arbeit als mit meinem Hobby.	●	●	●	●	●	●

Finde einen Ausgleich zur Arbeit: Selfcare & Me-Time

In meinem Verständnis ist Zeit inzwischen kostbarer als Geld, aber dieses Mindset musste ich mir erst erarbeiten. Schauen wir uns in diesem Abschnitt also mal an, was wir alles Großartiges mit ihr anstellen können, um unsere Batterien wieder aufzuladen. Warum ich diesem Thema ein ganzes Kapitel widme? Weil es sich für manche von uns nach wie vor egoistisch anfühlt, wenn wir uns Zeit für uns selbst nehmen. Vielleicht fühlen wir uns sogar überwältigt, weil wir das gar nicht mehr gewohnt sind, da wir unsere Zeit bisher immer für andere Menschen aufgeopfert haben – ob im beruflichen oder privaten Kontext. Denn für viele Menschen kommt zu dem Geldverdienerjob auch noch die Care-Arbeit hinzu – sei es die Pflege der Kinder, der (Groß-)Eltern oder des Partners.

Stell dir mal vor, dieses Selfcare-Thema wäre nicht nur ein weiterer Eintrag auf deiner To-do-Liste, sondern ein fester Bestandteil deines Alltags. Klingt gut, oder? Oder wie wäre es, wenn deine Selfcare-Routinen dir sogar das Gefühl geben, noch mehr Zeit zur Verfügung zu haben? (An dieser Stelle meine ich „Selfcare" aber nicht im Sinne des Hashtags, das sich auf Social Media verbreitet hat, mit Massagestudios, Duftkerzen und Yoga machen, sondern wirklich als Selbstfürsorge.) Die gute Nachricht dabei: Wahre Selbstfürsorge ist eher eine Lebensweise als ein Erlebnis, das du dir erkaufen kannst. Für mich ist es das tiefe Bedürfnis, das es zu verstehen gilt, damit ich anschließend entsprechend handeln kann.

How to ... Selfcare

Nimm dir im ersten Schritt einen Moment, um zur Ruhe zu kommen. Höre dann in dich selbst hinein und verstehe, was dein Körper und dein Geist dir sagen möchten. Körperliche Symptome geben uns oft Zeichen für das, was wir eigentlich brauchen. Starke Kopfschmerzen könnten bedeuten, dass du in deinem Job viel nachdenken und grübeln musst – das Gegenstück wäre beispielsweise eine Meditation, in der du die Gedanken fließen lässt. Jetzt habe ich den letzten Schritt schon angeteasert: Handle nach den Zeichen, die dir Körper und Geist geben. Sei kreativ und probiere Neues aus, das dir guttun könnte, etabliere diese Dinge dann als Gewohnheiten. Tappe aber bitte nicht wieder in die To-do-Falle und denke dir: „Ah, ich muss noch den Termin mit dem Meditationslehrer buchen." Denn der wahre Schatz liegt darin, Selfcare und Me-Time in den Alltag zu integrieren. Nutze also die Gelegenheit und überlege für dich, welche Gewohnheiten du verändern kannst, um dich selbst im täglichen hektischen Zirkus nicht zu vergessen.

Schauen wir uns doch einfach mal deinen Tag an:

- Wie startest du in den Tag?
- Was hörst du dir an, wenn du dich morgens aus dem Bett bewegst? Sind es die Nachrichten aus dem Radio über Krisen, Umweltkatastrophen und Aktiencrashs? Oder ist es eine Playlist mit Gute-Laune-Musik?

Wie du deinen Tag beginnst, bestimmt deine Stimmung stärker, als dir bewusst ist. Nutze die dir zur Verfügung stehenden Möglichkeiten und starte den Tag mit positiven Vibes. Vielleicht bist du auch viel mit dem Fahrrad, der U-Bahn oder dem Zug unterwegs. Wenn du berufsbedingt pendeln musst, ist das ein super Zeitpunkt für eine **Dankbarkeitsübung.** Laut zu denken oder aufzuschreiben, wofür du gerade dankbar bist, kann deinen Arbeitstag ebenso positiv beeinflussen. Durch diese Übung gewinnst du Kraft, auch etwas anzupacken, auf das du eigentlich so gar keine Lust hast. Und Dankbarkeit ist nachweislich der Schlüssel zu mehr Zufriedenheit im Leben.

Wenn du also frisch in den Tag gestartet bist, solltest du dir als Nächstes überlegen, wie du deinen täglichen Aufgaben nachgehen wirst.

- Sitzt du stundenlang am Schreibtisch und vergisst dabei völlig deine Haltung? Denn auch körperliche Beeinträchtigungen wie Nacken- oder Rückenschmerzen können unser gut behütetes neues Selfcare-Zen schnell kippen lassen.
- Schaust du schön gerade auf deinen Bildschirm, sodass dein Kopf nicht nach unten geneigt ist? Laptopständer oder andere Erhöhungen können da Abhilfe schaffen.
- Denkst du oft genug daran, zwischendurch auch mal aufzustehen und eine Runde um den Block zu gehen? Bewegung ist gesund und aktiviert unsere Zellen.
- Versorgst du deinen Körper also aktiv und genug mit Sauerstoff? Du kannst zum Beispiel Atemübungen während der Arbeitszeit praktizieren. Gerade in stressigen Momenten helfen sie enorm bei der Entspannung. Achte mal darauf, wie du atmest, und ändere deine flache Brustatmung in eine tiefe Bauch-

atmung. Das entlastet nicht nur Schultern und Nacken, sondern beruhigt auch das Nervensystem. Das ist eine tolle Übung, die du ganz easy in deine Selfcare-Routine mit aufnehmen kannst.

Nach Feierabend schauen viele von uns Fernsehen oder eine Serie bei ihrem liebsten Streaming-Anbieter, um abzuschalten. Dabei wäre es viel besser, wenn wir unseren Augen etwas Auszeit von digitalen Bildschirmen geben würden – beispielsweise mit einem Podcast oder Buch. Ich kann aber auch sehr gut verstehen, dass die Verlockung dazu manchmal sehr groß ist. Wenn du dich also für einen Abend mit deiner Lieblingsserie entscheidest, dann nutze den Moment doch für ein paar sanfte Dehnübungen. So löst du Spannungen und dein Körper kann den Stress vom Tag besser verarbeiten. Es geht bei Selfcare nicht nur um den Geist, sondern auch um den Körper, den du würdigen solltest wie einen Tempel.

Tipp

Solltest du Schwierigkeiten haben, herauszufinden, was dir guttut, dann habe ich einen Tipp für dich: Nimm dir ein Blatt Papier und schreibe links deine schlechten Gewohnheiten auf. Versuche jetzt auf der nachfolgenden Seite, diese Gewohnheiten durch gesündere Alternativen zu ersetzen. Die ersten Beispiele habe ich dir schon ausgefüllt und ich bin mir sicher, dass du so auf viele neue Ideen kommen wirst.

Du siehst, du brauchst nicht unbedingt mehr Zeit für deine Selfcare, du musst nur ein bisschen was in deinem Alltag austauschen. Diese kleinen Veränderungen machen den großen Unterschied, denn die meisten unserer körperlichen und geistigen Schmerzen wurden durch kleine, einfache Angewohnheiten verursacht. Der beste Weg zur Heilung sind kleine, aber gesunde Gewohnheiten. Nicht das Was ist wichtig, sondern das Wie. Wenn du das ein paar Wochen lang ausprobierst, wirst du dich am Ende des Tages nicht mehr so ausgelaugt fühlen und hast im Umkehrschluss das Gefühl, wieder mehr Kraft zu haben. Deine Zeit und Energie kannst du dann mit Freund:innen und Familie wieder so richtig genießen.

Setze dich bei dieser Entwicklung aber keinesfalls unter Druck, denn du hast alle Zeit der Welt, um deine Me-Time neu zu etablieren.

Für mehr Selfcare

Verwandle schlechte Angewohnheiten in gesunde Gewohnheiten!

Schlechte Angewohnheiten	Gesunde Gewohnheiten
Kaffee	Grüner Tee
Morgens Nachrichten hören	Morgens Entspannungsmusik hören
Mit dem Auto zur Arbeit	Mit dem Fahrrad zur Arbeit

Dankbarkeit: der Schlüssel zum Glück

Ich habe bereits angeschnitten, dass Dankbarkeit zu mehr Zufriedenheit führt. Hier möchte ich noch mal genauer darauf eingehen und erklären, wie wir Dankbarkeit im Alltag greifbar machen können.

Am Ende einer Arbeitswoche fühlst du dich vielleicht erschöpft und überfordert, fragst dich vielleicht auch, wo die Zeit geblieben ist. Wenn wir konstant unter Strom stehen, dann fühlt es sich oft so an, als würde die Zeit an uns vorbeirasen. In einer Woche kann so einiges passieren, daher ist es wichtig, Bilanz zu ziehen und zu schauen, was du erreicht hast, was in naher Zukunft noch auf dich zukommen wird und wofür du dankbar bist.

Nimm dir einen Moment, um über all das nachzudenken, wofür du dankbar bist. Es kann etwas ganz Einfaches sein wie „Ich bin dankbar dafür, dass ich ein Dach über dem Kopf habe" – oder du beziehst dich auf ganz konkrete Situationen wie „Ich bin dankbar für die Sonnenstrahlen, die heute Mittag mein Gesicht berührt haben". Sich Zeit zu nehmen, um die kleinen Momente wertzuschätzen, hilft einerseits dem zentralen Nervensystem zur Entspannung, andererseits hilft es dir, die Perspektive auf dein Work-Life zu verändern.

So kannst du zum Beispiel auch dankbar für Regen sein. Ja, richtig gelesen. Statt dich also über das kühle Nass aufzuregen, kannst du dankbar sein, dass die Welt um dich herum weiterhin so schön grün dank des Regens sein kann. Regen ist die wichtigste Nahrung für den Boden und die Pflanzen. Vieles in unserem Leben ist eine Frage der Perspektive. Und ein gewisses Maß an Selbstlosigkeit ist ein Teil des Themas. Du kannst Dankbarkeit für andere Lebewesen, Objekte und Mitmenschen spüren.

Wenn du es schaffst, jeden Tag ein bis drei Punkte aufzuschreiben, für die du dankbar bist, kannst du dein Mindset positiv beeinflussen und die Zufriedenheit zurück in deinen Lebensmittelpunkt rücken. Ein sogenanntes **Dankbarkeitstagebuch** kann dir dabei helfen, diese Methode strukturiert anzuwenden. Außerdem hilft es dir, dich an schlechten Tagen an die schönen Gedanken und Momente zurückzuerinnern.

Wann du dieses Ritual in deinen Tag einbaust, liegt ganz bei dir. Wenn du am Morgen mit deinem Journaling startest, dann kann dir dies als positiver Wegweiser für deinen Tag dienen. Am Abend kann es dir dabei helfen, die Geschehnisse zu reflektieren und achtsam mit dem Tag abzuschließen. Du kannst dich dabei auf eine Sache fokussieren oder auch zehn Kleinigkeiten in Stichpunkten aufschreiben. Du wirst merken, dein Journaling-Stil wird sich mit der Zeit entwickeln. Wenn dir beim Schreiben eine Person in den Sinn kommt, für die du dankbar bist, dann lass sie es wissen. Anderen Menschen etwas Gutes zu tun, kann auch dir helfen, mehr Dankbarkeit und innere Zufriedenheit zu spüren. Wünsche deinen Mitmenschen einen guten Tag oder mach ihnen ein kleines Kompliment.

Dein Work-Life mag aktuell ziemlich hektisch sein, aber es ist nie zu spät, um auf die Bremse zu drücken. Wenn du überfordert bist, dann tue etwas für dich:

- Stehe morgens zehn Minuten früher auf.
- Stell dein Handy auf lautlos.
- Setze dich ans Fenster.
- Beobachte den Sonnenaufgang.
- Atme tief durch.
- Trinke eine Tasse Tee.

Nimm diese kleinen Momente wahr und übe Dankbarkeit. **Je mehr Positivität du ausstrahlst, desto öfter wirst du sie auch empfangen.** Es funktioniert wie ein Boomerang – der Boomerang zum Glück.

Eine weitere Möglichkeit, deine positiven Gedanken festzuhalten, besteht darin, für jeden Moment der Dankbarkeit eine kleine Notiz zu schreiben, die du dann anschließend in ein Glas steckst: das Spardosen-Prinzip mit dem wertvollsten Gut deiner Gedanken. Schaue mal nach einem halben Jahr oder am Ende des Jahres als Ritual in dieses Glas und lies dir all deine Notizen durch. Du wirst staunen, wie viele schöne Momente du erlebt hast. Auch kann es dir in schlechten Momenten dabei helfen, einfach blind einen Zettel rauszuholen und dich wieder in diesen Moment zu versetzen.

Leider ist unser Gehirn evolutionär so programmiert, dass wir uns eher die schlechten Momente merken – das hat uns jahrtausendelang vor Gefahren geschützt. Dankbarkeit in unseren Alltag zu integrieren, ist ein fortlaufender Prozess. Mal wirst du mehr schreiben, mal weniger. Bei mir hat es zwei Monate gedauert, bis ich die positiven Auswirkungen auf mein eigenes Wohlbefinden gespürt habe. Vielleicht geht's bei dir schneller, vielleicht dauert es auch etwas länger – bleib auf jeden Fall dran!

Dankbarkeitstagebuch

Hier bekommst du einen Einblick darüber, wie du dein Dankbarkeitstagebuch aufbauen kannst. Falls du bereits ein eigenes Tagebuch zu Hause hast, kannst du die kommenden sieben Tage auch direkt darin ausfüllen.

Heute bin ich dankbar für ...

Montag:

1 ....

2 ....

3 ....

Dienstag

1 ....

2 ....

3 ....

Mittwoch

1 ....

2 ....

3 ....

Donnerstag

1 ....

2 ....

3 ....

Freitag

1 ....

2 ....

3 ....

Samstag

1 ....

2 ....

3 ....

Sonntag

1 ....

2 ....

3 ....

Zusätzlich zu den drei Punkten kannst du in deinem Dankbarkeitstagebuch noch folgende Sätze vervollständigen:

Heute bin ich dankbar für ...

....

Jemand hat mir heute ein Kompliment gemacht für ...

....

Mit meinen Kolleg:innen möchte ich gerne über mich teilen, dass ...

....

Ich fühle mich bei der Arbeit besonders gut, wenn …

………………………………………………………………………………………………

Ich bin stolz auf meine Fähigkeit …

………………………………………………………………………………………………

Zuletzt ein Lächeln geschenkt habe ich der Person …

………………………………………………………………………………………………

Heute bin ich stolz darauf, dass ich …

………………………………………………………………………………………………

geschafft habe.

In Zukunft möchte ich der Person …

………………………………………………………………………………………………

mehr Wertschätzung zeigen.

Sei stolz auf dich

Warum sind wir viel zu selten stolz auf uns? Bereits in der Kindheit wird uns eingeprägt, dass wir bescheiden sein sollen und nicht zu viel Lärm machen sollen, wenn wir etwas zu feiern haben, dass wir damit nicht „hausieren" gehen sollen. Es scheint vollkommen in Ordnung zu sein, stolz auf andere zu sein, aber sich selbst für die gute Leistung der letzten Wochen zu loben? Das machen tatsächlich die wenigsten von uns. Es ist aber eine wichtige Praxis im Joballtag!

Leider höre ich von meinen Coaching-Kund:innen immer wieder, dass ihnen die Wertschätzung am Arbeitsplatz fehlt. Es gibt wenig bis kein positives Feedback und große Meilensteine werden ignoriert oder als selbstverständlich erachtet. Natürlich macht das etwas mit uns, wenn wir doch so hart und fleißig auf unser Ziel hingearbeitet haben: Denn es schleicht sich ein Gefühl der Enttäuschung ein.
Um diesem Gefühl entgegenzuwirken, hilft es, sich selbst in Erinnerung zu rufen, was wir täglich Großartiges leisten. Denn wer, wenn nicht ich, lobt mich für meine Arbeit? Die meisten Menschen sind so dermaßen in ihre eigene Arbeit vertieft, dass sie um sich herum kaum etwas anderes wahrnehmen. Sie versuchen selbst, den harten Anforderungen unserer Arbeitswelt gerecht zu werden, finden daher keine Zeit, mal um sich zu schauen und zu sehen, welche großartigen Leistungen die Kolleg:innen vollbringen.

Deswegen nehmen wir unseren Selbstbewusstseins-Boost jetzt selbst in die Hand. Achte darauf, dass du dir selbst im Arbeitsalltag mit Freundlichkeit und Respekt begegnest, dass du nicht so hart mit dir selbst ins Gericht gehst.

Es ist wichtig, dass du dich jeden Tag um dich selbst kümmerst, damit du motiviert bleibst und dich auf deine Ziele konzentrieren kannst. Mach also ab und zu eine Pause, ruhe dich ausreichend aus und hab keine Angst, auch mal um die nötige Hilfe zu bitten. Das mindert keinesfalls deine Leistung oder deine Erfolge. Ich kenne so viele bescheidene, begabte und engagierte Menschen, die ihr Engagement und ihre Erfolge laut feiern könnten, das aber niemals tun würden. Denn in unserer Gesellschaft haben wir gelernt, selbstbewusste Menschen systematisch dafür zu bestrafen, wenn sie großartige Arbeit leisten und sich selbst dafür feiern, weil sie stolz auf das Ergebnis sind – schnell bekommen sie dann den Stempel des „großen Egos“ oder der „Arroganz“ verpasst.

Wir können aber auch still und heimlich bei uns selbst anfangen, ohne den Freund:innen und Kolleg:innen von unseren Erfolgserlebnissen zu berichten.

- Auf dem Weg zur Arbeit: Nimm dir einen Moment und denke darüber nach, was du letzte Woche alles geschafft hast. Du wirst überrascht sein, wie viel da zusammenkommt, denn im Alltag vergessen wir unsere To-dos ziemlich schnell, sobald sie abgeschlossen sind.

- Morgens unter der Dusche: Worauf bist du gerade besonders stolz? Welchen Meilenstein hast du erreicht?
- Beim Sport: Es ist ungemein endorphinförderlich, wenn man seinen Körper auspowert und sich dabei überlegt, was man auch geistig schon alles geschafft hat. Reiß ruhig mal die Arme nach oben und freu dich auch nach außen, selbst wenn (oder weil?) es dort eh niemand sieht.

Zelebriere diese Momente und werde dein größter Fan. Arbeite dich langsam hoch und teile deine Erfolge mit einer vertrauten Person, beispielsweise mit deinem Partner oder deiner besten Freundin. Du wirst dich langsam daran gewöhnen und merken, wie schön es ist, wenn wir diese Momente nicht nur für uns behalten, sondern mit der ganzen Welt teilen. Irgendwann bist du vielleicht sogar so weit, dass du deinen Meilenstein auf LinkedIn postest, damit es dein ganzes berufliches Netzwerk sieht. Glaube mir, du wirst so viel Zuspruch erhalten – allein für den Mut, deine Gefühle in die Welt zu tragen.

Unabhängig davon, wie schwierig die Situation gerade für dich ist: Vergiss nie, stolz auf das zu sein, was du erreicht hast. Tritt einen Schritt zurück und schätze all die großartige Arbeit, die du bereits geleistet hast: Sie hat sich gelohnt! Feiere deine Erfolge, ob groß oder klein. Du bist stärker, als du denkst, und kannst Erstaunliches leisten, wenn du positiv bleibst und dich auf deine Ziele konzentrierst.

Es ist wichtig, dass du deine Erfolge anerkennst, um auf deinem Weg zu einer ausgewogenen Work-Life-Balance motiviert zu bleiben. Scheue dich also nicht davor, dir selbst auf die Schulter zu klopfen! Und denke daran: Alle deine Erfolge sind es wert, gefeiert zu werden. Du entscheidest ganz allein, was für dich einen Erfolg ausmacht. Sei stolz darauf, wer du bist und was du erreicht hast – es ist eine Reise der Selbstachtung und die Arbeit an ihr lohnt sich.

Hast du das Gefühl, dass manche Menschen deine Erfolge nicht sehen? Wer sind diese Menschen? Schreibe es auf.

....

....

Hast du eine Idee, warum sie deine Erfolge nicht sehen? Glaubst du, sie schauen absichtlich weg, oder sind sie vielleicht vertieft in ihren eigenen Workload?

....

....

Schreibe auf, worauf du beruflich und privat aktuell besonders stolz bist:

Beruflich	**Privat**

Welche Eigenschaften bringst du mit, auf die du besonders stolz bist?

Schreibe diese Eigenschaften in den Kreis. Das ist dein innerer Kern, der dich ganz persönlich ausmacht:

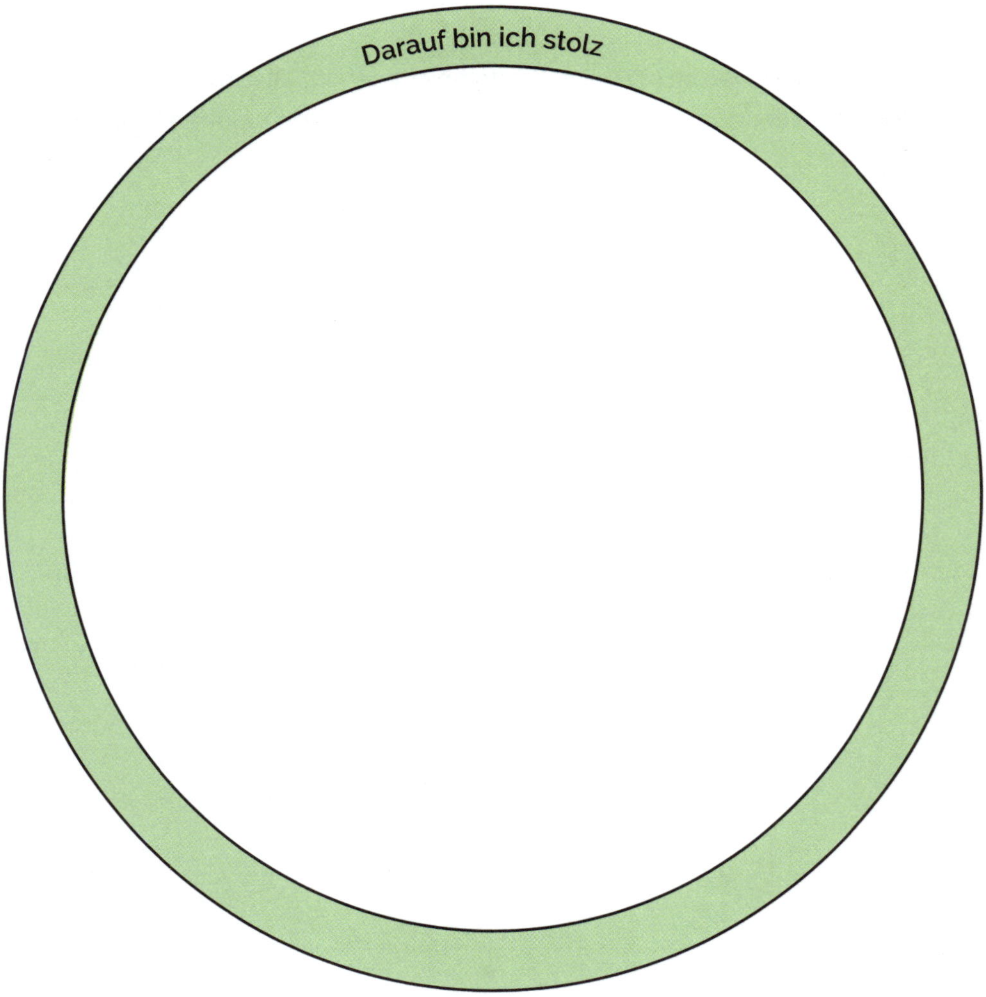

6. Stressmanagement

Die Auslöser von Stress

Stress am Arbeitsplatz wird oft durch eine **Kombination verschiedener Faktoren** verursacht, die häufigsten werde ich dir in diesem Abschnitt vorstellen. Es kann mit deiner Arbeitsbelastung zusammenhängen: zu viel zu tun, zu wenig zu tun oder die Ungewissheit, ob dein Tag entspannt oder superanstrengend wird. Stress kann auch durch mangelnde Arbeitsplatzsicherheit, Kolleg:innen, Mobbing, lange Arbeitszeiten und schlechte Kommunikation zwischen Teammitgliedern entstehen. Andere mögliche Auslöser sind die unrealistischen Erwartungen des Arbeitgebers und unklar definierte Aufgabenbereiche deiner Rolle im Unternehmen.

Stress am Arbeitsplatz ist ein Thema, das nicht auf die leichte Schulter genommen werden sollte, da er sowohl für dich als auch für das Unternehmen ernsthafte Folgen haben kann. Langfristiger Stress kann zu körperlichen und psychischen Gesundheitsproblemen wie Müdigkeit, Kopfschmerzen, Depressionen, Angstzuständen, Schlafstörungen und anderen negativen Auswirkungen führen. Um dies zu verhindern, müssen frühzeitig die Ursachen erkannt und Maßnahmen ergriffen werden.

Vergiss nicht, dass niemand davor geschützt ist, sich bei der Arbeit gestresst zu fühlen – wir alle erleben das irgendwann einmal, völlig unabhängig von unserem Job. Wenn du dir die Zeit nimmst, deine eigenen Auslöser zu erkennen, und einen Aktionsplan erstellst, kann dir das aus dem Teufelskreis heraushelfen. Hier sind ein paar Ideen für dich:

- Wie fühlst du dich?
- Notiere alle Veränderungen in deiner Stimmung oder deinem Verhalten, die auf ein erhöhtes Stressniveau hinweisen könnten.

- Achte auf alle Situationen, in denen du dich überfordert fühlst oder negative Gedanken hast (Abgabetermine, schwierige Gespräche mit Kolleg:innen und eine Arbeitsumgebung mit hohem Druck).
- Wenn es dir hilft, führe Tagebuch, in dem du deine täglichen Aktivitäten und Gefühle festhältst – diese Methode ist besonders aufschlussreich, wenn du im Laufe der Zeit wiederkehrende Muster bemerkst.
- Nutze die nachfolgenden Seiten, um deine Situation zu reflektieren.

Sobald du die Auslöser für deinen Stress bei der Arbeit identifiziert hast, kannst du dir Mittel und Wege für deren Reduktion überlegen: vielleicht dein Arbeitspensum minimieren? Klar ansprechen, wenn dir etwas zu viel wird?

Gestehe dir vor allem selbst ein, dass du dich gestresst fühlst, und scheue dich nicht, bei Bedarf um Hilfe zu bitten. Ich sehe immer wieder, dass Leute sich nicht trauen, darüber zu sprechen, weil sie Angst vor negativen Konsequenzen haben oder weil sie nicht „schwach" wirken möchten. Sprich offen mit deinen Kolleg:innen oder mit Vorgesetzten über die Stressoren und frage, wie sie dir helfen können: zusätzliche Unterstützung? Mehr Ressourcen?

Arbeitgeber:innen können arbeitsplatzbedingtem Stress vorbeugen, indem sie aktiv zuhören, realistische Erwartungen festlegen und ein positives Arbeitsumfeld schaffen, das eine offene Kommunikation zwischen den Teammitgliedern ermöglicht. Sie sollten auch gesunde Lebensgewohnheiten der Mitarbeitenden fördern, Maßnahmen zur Verhinderung von Mobbing ergreifen und regelmäßige Feedbackgespräche anbieten, damit du als Mitarbeiter:in auch immer weißt, woran du bist: Stichwort Transparenz.

Aber unabhängig von den äußeren Gegebenheiten ist es essenziell, dass du lernst, dein eigenes Stressniveau proaktiv zu steuern. Dabei können die folgenden Punkte helfen:

- Entspannungstechniken (Tiefenatmung oder Yoga)
- Entwicklung eines guten Zeitmanagements

- Kristallklare Abgrenzung von Arbeit und Freizeit
- Regelmäßige Pausen im Alltag
- Körperliche Aktivitäten außerhalb der Arbeitszeit
- Eine gesunde Ernährung.

Schlussendlich können Gespräche mit einer vertrauenswürdigen Person und bei Bedarf auch professionelle Unterstützung dabei helfen, deinen Stress besser in den Griff zu bekommen.

Stress am Arbeitsplatz ist ein Problem, das sowohl von Unternehmen als auch von Mitarbeitenden angegangen werden muss. Indem sie Maßnahmen zur Reduktion und Bewältigung von Stressoren ergreifen, können Unternehmen ein sicheres und gesundes Arbeitsumfeld gewährleisten sowie gleichzeitig die negativen Auswirkungen von Stress auf das Wohlbefinden des Einzelnen minimieren. Dabei sind sie aber auf dein Feedback angewiesen! Denn oftmals sind die Probleme in den Unternehmen völlig unbekannt.

Stress am Arbeitsplatz kann also durch eine Vielzahl von Faktoren verursacht werden: von der **Arbeitsbelastung und Arbeitsplatzsicherheit bis hin zu unrealistischen Erwartungen und schlechter Kommunikation.** Arbeitgeber:innen sollten genau hinschauen und strukturelle Maßnahmen ergreifen, um Stressoren am Arbeitsplatz zu reduzieren, während Mitarbeitende ihr eigenes Stressniveau durch Entspannungstechniken, regelmäßige Pausen und offene Gespräche sowohl über ihren realistischen Workload als auch über ihre Gefühlswelt beeinflussen können. Werden die Probleme direkt angegangen, können Unternehmen und du als Individuum Hand in Hand ein gesünderes Arbeitsumfeld für dich und deine Kolleg:innen schaffen. Wichtig ist dabei der Dialog und dass gemeinsam über mögliche Lösungen nachgedacht wird. Die Veränderung geschieht nicht von heute auf morgen, aber wenn du achtsam mit dir umgehst und Alarmsignale direkt ansprichst, bist du auf dem richtigen Weg.

Notiere hier, welche Stressoren du bei der Arbeit wahrnimmst. Überlege im nächsten Schritt, welche Handlung oder Veränderung dabei helfen kann, diesen Auslöser loszuwerden, und wie du sie realistisch in deinen Alltag integrieren kannst.

Stressor	**Veränderung/ Handlung**	**Wie lässt es sich umsetzen?**

Tief durchatmen!

So, jetzt erst mal tiiiiiiiief durchatmen.

Richtig ausgeführte Atemübungen können dir bei der Stressbewältigung helfen. Gerade in brenzlichen SOS-Situationen, in denen dein Körper verrückt spielt, deine Gedanken kreisen und du vielleicht sogar eine Panikattacke hast.

Wichtiger Disclaimer: Diese Technik ersetzt keine professionelle Hilfe bei langfristigen psychischen Problemen, aber sie kann dir in schwierigen Momenten auf jeden Fall helfen!

„Breathwork" wird dir nicht nur dabei helfen, unmittelbare Ängste im Moment zu lindern, sondern sie reduziert auch nachweislich das langfristige Stressniveau und trägt zur Verbesserung der allgemeinen psychischen Gesundheit bei. Die Praxis von Atemübungen ist einfach und kann eigentlich überall durchgeführt werden.

Wenn du eine Enge im Brustkorb spürst oder du von stressigen Gedanken und Emotionen überwältigt bist, nimm dir 30 Sekunden Zeit, um eine tiefe **Bauchatmung** zu üben: Konzentriere dich auf deinen Atem, der durch deine Nase ein- und ausströmt, während sich dein Bauch mit jedem Einatmen ausdehnt. Lege deine rechte Hand auf den Bauch und spüre, wie er sich wie ein Ballon vergrößert und verkleinert. Manchmal hilft es auch, wenn man sich dabei hinlegt. Atme langsam und tief ein und zähle dabei jeden Atemzug. Stell dir bei jedem Ausatmen vor, dass die Anspannung deinen Körper verlässt und durch Gelassenheit ausgetauscht wird. Wenn es dir hilft, kannst du auch die Augen schließen, während du dich auf deine Atmung konzentrierst und spürst, wie die Luft in deine Lunge hinein- und herausströmt. Vielleicht kannst du dir auch einen friedlichen Ort vorstellen und dich gedanklich dahin beamen: dein letzter Sommerurlaub, dein Lieblingspark oder die Couch zu Hause.

Wenn du Atemarbeit nur ein paar Minuten lang machst, verlangsamt sich die Herzfrequenz, die Muskeln entspannen sich und der Blutdruck sinkt. Eine andere Methode ist die **Hexagon-Atemtechnik.** Die Grafik dazu findest du auf der übernächsten Seite. Sie ist im Vergleich zur vorherigen Methode etwas komplexer, da du hier ganz bewusst den Atem anhältst und genau abzählst, wie lange du ein- und ausatmest. Schaue dir die Grafik in Ruhe an und probier's einfach aus.

Solltest du dich für Yoga interessieren, lohnt sich ein Blick auf Kundalini. Das **Kundalini-Yoga** ist eine weitere Möglichkeit, um Stress und Spannungen durch Atemtechniken abzubauen, allerdings ist das nichts für zwischendurch. Hierfür solltest du dir bewusst Zeit nehmen, vielleicht sogar ein Yogastudio aufsuchen oder dir zumindest online Videos ansehen. Es ermutigt dich, dir deiner inneren Energie bewusst zu werden und mit jedem Atemzug tiefe Entspannung zu erreichen. Mithilfe der Praxis kann man Verkrampfungen loswerden, aktiv Sauerstoff und Lebensenergie durch den Körper leiten, was zu einem besseren körperlichen, geistigen und emotionalen Wohlbefinden führt. Bei regelmäßiger Praxis kann Kundalini-Yoga ein mächtiges Werkzeug für einen gesünderen Lebensstil sein. Mit seinem Schwerpunkt auf tiefen Atemübungen kann es den Stresspegel deutlich senken, dafür aber gleichzeitig auch das Gleichgewicht und die Harmonie der Körpersysteme wiederherstellen. Es fördert nicht nur Entspannung und Belastbarkeit, sondern erhöht auch die Achtsamkeit, sodass du einen besseren Einblick in deine eigenen Emotionen und Gedanken bekommst, was dir im Alltag beim Treffen besserer Entscheidungen helfen wird.

Eine gängige Technik ist die **Pranayama-**Übung: Hier hältst du mit dem Daumen der rechten Hand dein rechtes Nasenloch zu und atmest durch das linke tief ein. Jetzt hältst du kurz die Luft an, hältst dein linkes Nasenloch zu und atmest über das rechte wieder aus. Wiederhole diesen Rhythmus einige Male und du wirst merken, wie schnell sich die Entspannung einpendelt. (Das ist übrigens auch sehr gut gegen Kopfschmerzen.)

In meiner Aufzählung findest du nun drei von vielen Variationen. Verschiedene Atemübungen funktionieren für verschiedene Menschen. Experimentiere mit den unterschiedlichen Techniken und finde diejenige, die für dich am besten funktioniert. Ein paar Minuten tiefe Bauchatmung oder das Zählen deiner Atemzüge können dabei helfen, schwierige Momente im Arbeitsalltag zu überwinden. Das Tolle an Atemtechniken ist, dass du, sobald du sie beherrschst, sie in jeder Situation anwenden kannst. In der U-Bahn auf dem Weg zur Arbeit, nach einem Zoom-Meeting oder Abends im Bett: Wann immer du dich überfordert oder gestresst fühlst, mach ein paar Runden bewusste Bauchatmung und du wirst wieder klar denken können. Vielleicht stellst du mit der Zeit sogar fest, dass es dir leichter fällt, den täglichen Stress zu bewältigen. Vergiss nicht, dass das Erlernen von Stressbewältigungstechniken eine wichtige Lebenskompetenz ist – nimm dir also noch heute die Zeit, die Hexagon-Atemübung auszuprobieren. So hast du etwas in deinem SOS-Toolkit und deine mentale Gesundheit wird es dir danken! Mir gibt es ein Gefühl von Sicherheit, dass ich weiß, worauf ich zurückgreifen kann, wenn ich wieder in eine stressige Phase schlittere und ich hoffe, dass ich dir mit meinem Input dieses Gefühl auch vermitteln kann.

Hexagon-Atemübung

1. Lege deinen Finger auf den Startpunkt (gelber Kreis).
2. Schiebe ihn nach rechts und atme durch die Nase ein (6 Sek.).
3 Halte deinen Atem an (3 Sek.).
4 Atme aus (6 Sek.).
5. Folge dem Rhythmus bis zum Startpunkt.
6 Wiederhole den Vorgang sechsmal.

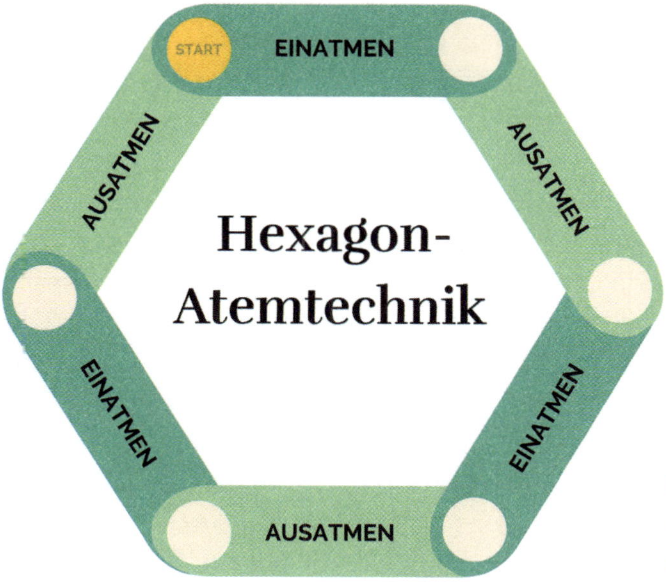

6 Sekunden einatmen
3 Sekunden halten
6 Sekunden ausatmen

Gesunder Körper, gesunder Geist

Gute Gewohnheiten helfen dir, dich energiegeladener, emotional ausgeglichener und geistig wacher zu fühlen. Wenn du dir eine gesunde Routine antrainierst und dich daran hältst, gewöhnt sich dein Körper daran, was sich langfristig positiv auf deine Work-Life-Balance auswirken wird: Du fühlst dich fitter bei der Arbeit und hast nach Feierabend noch die Energie, um deine Freizeit in vollen Zügen auszukosten.

Ich weiß, du hast es bestimmt schon tausendmal gehört, aber vergessen wird es trotzdem immer wieder oder schlicht ignoriert: **Dein Körper braucht eine ausreichende Menge Schlaf,** um richtig zu funktionieren. Schlafmangel kann sich auf deine Stimmung und Konzentration auswirken und dazu führen, dass du dich im Alltag träge oder sogar reizbar fühlst. Strebe mindestens sieben bis acht Stunden pro Nacht an und vermeide den Blick auf Bildschirme vor dem Schlafengehen. Ich habe eine Box bei mir zu Hause, in die ich mein Handy vor dem Zubettgehen reinlege. So vermeide ich, dass ich abends im Bett noch eine Runde bei Instagram surfe oder meine E-Mails ein letztes Mal checke, bevor ich mich in die Traumwelt verabschiede. Du musst wissen, dass der Blaustich unserer Bildschirme uns keinen Gefallen beim Thema „guter Schlaf" tut, denn das künstliche Licht von Geräten kann den Melatoninspiegel senken und es uns erschweren, Nachtruhe zu finden. Das gilt vor allem am Abend, wenn wir zur Ruhe kommen und uns auf das Schlafengehen vorbereiten sollten. Indem wir die Bildschirmzeit vor dem Schlafengehen reduzieren, ermöglichen wir unserem Körper, sich auf natürliche Weise zu entspannen und für einen besseren Schlaf zu sorgen. Anstatt also bis spät in die Nacht durchs Netz zu scrollen, solltest du dir eine Auszeit von deinem Gerät nehmen und dich mit beruhigenden Aktivitäten wie einem Buch oder etwas entspannender Musik beschäftigen. Mit besseren Schlafgewohnheiten wie diesen wirst du dich jeden Morgen ausgeruhter und energiegeladener fühlen! Kleiner Trick: Wenn es sich nicht vermeiden lässt, dass du abends mal etwas am Laptop erledigen musst, dann schaue, ob du in den Einstellungen etwas gegen den Blauton findest, oder installiere eine App, die den Farbton vom Bildschirm an die Uhrzeit anpasst. Je später es wird, desto gelbstichiger wird dann die Ansicht: Das schont deine Augen und dein Körper wird nicht von dem Blau wachgehalten.

Bewegung ist ein weiterer wichtiger Bestandteil eines gesunden Lebensstils. Körperliche Aktivität setzt Endorphine frei, die deine mentale Verfassung verbessern und gleichzeitig deinen Körper fit halten. Finde Aktivitäten, die dir Spaß machen – Laufen, Radfahren, Bouldern, Rudern an der Rudermaschine oder Schwimmen –, probiere dich aus und versuche dann, sie regelmäßig auszuüben. Wenn du etwas gefunden hast, an dem du wirklich Freude verspürst, dann wirst du es auch schaffen, diese Aktivität in deinen Alltag zu integrieren.

Vielleicht hilft es dir auch, jemanden mit ins Boot zu holen (vielleicht sogar wortwörtlich?). Manches macht einfach gemeinsam mehr Spaß als allein. Ich persönlich bin kein Fan von Fitnessstudios und bewege mich viel lieber in der Natur. Ich gehe gern wandern, mache Outdoor-Yoga, gehe Inline skaten und spiele Padel-Tennis.

Ein Spaziergang ist ein guter Einstieg zu mehr Bewegung: zu Fuß gehen ist ein einfacher und zugänglicher Weg, um fit zu bleiben. Tägliche Spaziergänge haben nachweislich zahlreiche gesundheitliche Vorteile: z. B. ein geringeres Risiko für Schlaganfall, Herzinfarkt oder Typ-2-Diabetes. Außerdem kann das Gehen die Stimmung, das Gedächtnis und die kognitiven Funktionen verbessern. Man hat früher immer gesagt, gesund seien 10.000 Schritte am Tag, aber schaue, wie viele du schaffst. Wie viele ergibt es, wenn du einmal um den Block gehst? Wie viele, wenn du bis zum nächsten Park in deiner Mittagspause läufst? Wie viele, wenn du zur Arbeit laufen würdest, statt mit den Öffentlichen zu fahren? Die meisten Smartphones haben auch einen integrierten Tracker, dann kannst du dir das Ergebnis zwischendurch ansehen oder eine kleine Challenge gegen dein Vergangenheits-Ich starten.

Die dritte und letzte der großen Säulen für einen gesunden Körper und Geist ist, wenig überraschend, **eine gesunde Ernährung.** Der Verzehr von viel frischem Obst und Gemüse liefert die Vitamine und Mineralstoffe, die dein Körper braucht, um gesund zu bleiben. Achte auf die Portionsgrößen und verzichte auf ungesunde verarbeitete Lebensmittel, die viel Fett und industriellen Zucker enthalten. (Vor allem, weil der Zucker dich erst einmal pusht, dann aber dein Blutzuckerspiegel rapide in den Keller sinkt und du nur noch müder bist als vorher.) Ich weiß, dass eine ausgewogene Ernährung während der Arbeit manchmal schwierig ist. Gerade, wenn die Wahl der Restaurants und Lieferanten begrenzt ist, der Snackautomat aber nur Schokoriegel und Chips ausspuckt.

Hast du schon mal von **Mealprep** gehört? Das ist eine tolle Möglichkeit, deine Essgewohnheiten in den Griff zu bekommen. Indem du im Voraus kochst, kannst du nahrhafte Mittagessen für die Woche zubereiten, die dich stundenlang satt und mit Energie versorgt halten. Dabei bereitest du am Wochenende in großen Mengen Essen zu und bewahrst es in Gläsern oder Tupperbehältern im Kühlschrank auf – so ist es bereits fertig, wenn du es brauchst. Dann musst du während des Arbeitstages nicht mehr loslaufen, um ungesundes Fast Food oder Snacks zu besorgen – öffne einfach eines deiner vorbereiteten Gläser und genieße dein Lunch! Sich gesund zu ernähren, muss nicht kompliziert oder zeitaufwendig sein: Mealprep macht es wirklich einfach und bequem. Dafür findest du unzählige Rezepte im Netz oder viele Anleitungen und Inspirationen auf Instagram/TikTok. Mir hat mal jemand gesagt: „Dein Körper ist dein Tempel", und dieser Satz ist mir in Erinnerung geblieben. Es ist ein Mantra, das mich daran erinnert, dass ich meinem Körper nur gutes Essen zuführen sollte.

Gute Gewohnheiten zu schaffen, muss nicht lange dauern – **mit nur 30 Tagen Durchsetzungskraft wirst du den Unterschied schon bemerken.** Fang mit kleinen Veränderungen an, wie einem Glas mehr Wasser am Tag oder einem Spaziergang täglich. Sobald dies zu einem Teil deines Alltags geworden ist, kannst du weitere Aktivitäten wie gesündere Mahlzeiten oder ausreichend Schlaf hinzufügen. Wenn du deine Routine Stück für Stück aufbaust, wirst du dich mit der Zeit sowohl körperlich als auch geistig besser fühlen.

Habit Tracker

Behalte mit dem Habit Tracker im Blick, wie du deine Ziele zur Gewohnheit machen wirst. Kreise den aktuellen Monat ein, schreibe in die linke Spalte, welche Aktivität du bei dir gern fördern möchtest, und mach ein Kreuz in das Feld bei den Tagen, wo du es geschafft hast. Du kannst dir diese Seite vorher auch mehrfach kopieren. Hänge sie dann an einem sichtbaren Ort auf. Wichtig: Selbst wenn es mal nicht klappt, verschwende keine Energie damit, dich über dich selbst zu ärgern, sondern überlege dir, wie du es am nächsten Tag besser machen kannst.

Jan	Feb	Mär	Apr	Mai	Jun	Jul	Aug	Sep	Okt	Nov	Dez

Habit/Gewohnheit	1	2	3	4	5	6	7	8	9	10	11	12	13	14	15	16	17	18	19	20	21	22	23	24	25	26	27	28	29	30	31

Gib deinem Tag Struktur!

Ein strukturierter und geplanter Tagesablauf ist der Schlüssel für wirkliche Produktivität und das Schaffen der vorgenommenen Punkte. Ein **Zeitplan** kann dir dabei helfen, den Überblick über die anstehenden Aufgaben zu behalten, das Chaos aus deinem Leben zu verbannen und dir die Gewissheit zu geben, dass du nichts vergessen hast. Es gibt viele kostenlose Projektmanagement-Tools im Internet, die dir helfen, deine Aufgaben im Blick zu behalten. Beispielsweise Trello oder Notion.

Es mag anfangs schwierig erscheinen, sich selbst zu organisieren, aber ein strukturierter Plan ist unerlässlich, wenn du deine Ziele erreichen willst. Ein geregelter Tagesablauf hilft dir auch beim Stressabbau und einer besseren Kontrolle über deinen Arbeitstag. Nimm dir also jeden Tag etwas Zeit, um deine Aufgaben zu planen und zu organisieren, mach regelmäßig Pausen und konzentriere dich darauf, deine kleinen täglichen Ziele zu erreichen. Du kannst auch abends deinen nächsten Tag schon planen, auch eine Idee für das Thema der Schlafhygiene, weil du dann sortierter ins Bett gehst und weißt, wie sich dein nächster Tag gestalten wird – du also auch mit Vorfreude schlafen gehen kannst.

Sei nicht frustriert, wenn es mal nicht so klappt, wie du es dir vorstellst, und nimm die nicht fertiggestellte Aufgabe einfach mit in den nächsten Tag. Manchmal geschieht Unerwartetes am Arbeitsplatz, was dann einfach Vorrang hat, aber auch dafür kannst du dir eine Art Sicherheitspuffer einplanen. Verschaffe dir also einen Vorsprung, indem du vorausschauend planst. Ich habe es bereits im ersten Kapitel beim Thema „Montagsliebe" erwähnt (siehe Seite 36), aber ich wiederhole es gern an dieser Stelle noch einmal: Um dem Monday Blues entgegenzuwirken, ist eine vorausschauende Planung der kommenden Woche am Freitag sinnvoll. So verfällst du am Montagmorgen nicht in Stress und weißt genau, was zu tun ist. Ordne deine Aufgaben nach Prioritäten und plane für alles genügend Zeit ein – das verhindert die Prokrastination, weil dein Gehirn weniger überfordert von all dem, was da ungeordnet auf dich wartet, ist, wenn du es vorher sortierst und dir selbst somit kleinere Schritte erlaubst. Unterteile große Projekte in kleinere Schritte und ordne jedem Schritt eine bestimmte Frist zu. Auf diese Weise fällt es dir leichter, scheinbare Mammutaufgaben zu bewältigen.

Fällt es dir schwer, deine Aufgaben richtig zu priorisieren? Dann versuche es mal mit der **Eisenhower-Matrix** (siehe nächste Seite). Das ist eine effektive Methode, um Aufgaben nach Prioritäten zu ordnen, damit du dich auf das fokussieren kannst, was im Moment wichtig ist, sodass du in kürzerer Zeit mehr erledigen kannst. Die Matrix teilt die Aufgaben in vier Kategorien ein: „Dringend und wichtig", „Nicht dringend und wichtig", „Dringend und nicht wichtig" sowie „Nicht dringend und nicht wichtig". Mithilfe dieses Aufbaus erkennst du, welche Aufgaben sofort deine Aufmerksamkeit verdienen und welche du auf einen späteren Zeitpunkt verschieben kannst.

Die beiden Achsen der Eisenhower-Matrix beschreiben die Dringlichkeit und Wichtigkeit deiner To-dos. Dafür erstellst du zunächst eine Liste mit allen Punkten, die zu erledigen sind. Im nächsten Schritt schaust du dir jede einzelne Aufgabe an und sortierst sie in eine der vier Kategorien ein. Die To-dos, die sowohl *dringend als auch wichtig* sind, sollten zuerst erledigt werden: Das sind in der Regel kurzfristige Ziele, die sofortige Handlung erfordern. Die Aufgaben, die *nicht dringend, aber wichtig* sind, sollten an zweiter Stelle stehen: Das sind längerfristige Ziele, an denen über einen bestimmten Zeitraum hinweg kontinuierlich gearbeitet werden sollte. Die Aufgaben, *die dringend und unwichtig* sind, können an dritter Stelle stehen. Überlege hier, ob du diesen Workload an jemand anderen abgeben kannst. Die Aufgaben, die *weder dringend noch wichtig* sind, stehen an letzter Stelle: Überlege, ob du sie sogar sinnbildlich in den Papierkorb werfen kannst. Manche To-dos sind schlicht überflüssig und stehlen dir nur kostbare Zeit.

Mit dieser Methode kannst du sicherstellen, dass du deine Aufgaben richtig priorisierst, damit du nicht von einer Übermenge an Arbeit überwältigt wirst, sondern dich auf die wichtigsten Punkte konzentrieren kannst. Nimm dir also morgens vor Arbeitsbeginn ein paar Minuten Zeit, um deine Aufgaben mithilfe der Eisenhower-Matrix zu organisieren.

Das Tolle an einer strukturierten Tagesplanung ist, dass sie dir den Stress abnimmt, weil du weißt, was zu tun ist. Du kannst deinen Tag, deine Woche oder deinen Monat planen und hast eine klare Vorstellung davon, welche Aufgaben erledigt werden müssen. Das nimmt dir auch die Sorge, dass du etwas Wichtiges vergessen könntest. Auch hier kann dir eine Routine helfen, gute Gewohnheiten sowohl im beruflichen als auch im privaten Kontext zu entwickeln, wie die nötige Zeit für Sport, gesunde Ernährung und ausreichend Schlaf – alles Aspekte, die zu einer besseren Work-Life-Balance beitragen.

Und jetzt ist es an der Zeit, dass du dir deinen eigenen Plan erstellst und in die Tat umsetzt! Lass nicht zu, dass das Chaos dein Leben beherrscht – hol dir die Kontrolle mithilfe eines strukturierten Tagesplans zurück.

Vorlage: Eisenhower-Matrix

Schreibe dir zuerst eine Liste mit allen anstehenden Aufgaben.
Im zweiten Schritt sortierst du jetzt deine To-dos in diese vier Kategorien ein.

	Unwichtig	Wichtig
Dringend	**C** Delegieren	**A** Sofort erledigen
Nicht dringend	**D** Papierkorb	**B** Erledigung einplanen

Vorlage: Tagesplaner

Datum: ....

Top 3 To-dos

1. ....
2. ....
3. ....

Essensplan

Frühstück

....

....

Mittagessen

....

....

Abendessen

....

....

Snacks

....

....

Mein Tag

07:00 ....

08:00 ....

09:00 ....

10:00 ....

11:00 ....

12:00 ....

13:00 ....

14:00 ....

15:00 ....

16:00 ....

17:00 ....

18:00 ....

19:00 ....

20:00 ....

21:00 ....

22:00 ....

23:00 ....

Wasser getrunken

Heute bin ich dankbar für …

....

....

7. Tag der Entscheidung

Dein Job: Beruf oder Berufung?

Die eigene Berufung zu finden, kann einem ganz schön viel Angst einjagen – das muss aber nicht sein. Wenn du über deine Karriere nachdenkst, musst du reflektieren, ob es nur ein Job ist, der dich Monat für Monat finanziell entlohnt, oder ob etwas Sinnvolles dahintersteckt.

- Willst du etwas bewirken?
- Gibt es in deinem Arbeitskontext etwas Tieferes, das dich inspiriert?
- Kennst du dein „Warum" bzw. gibt es eins?

Wenn du diese Fragen mit Ja beantworten kannst, dann ist dein Job wahrscheinlich eine Berufung und nicht nur ein Beruf. Herzlichen Glückwunsch, du hast deine berufliche Bestimmung gefunden! Eine Berufung bringt ein Element von Sinn und Leidenschaft mit sich, etwas, das mit keinem Geld der Welt entlohnt werden kann. Eine Mission, der du aus Überzeugung folgst, weil du hinter dem Produkt oder der Dienstleistung stehst und weil du mit deiner Arbeit etwas bewegen kannst. Diese Sinnhaftigkeit liefert dir immer wieder Energie für den Alltag, denn du weißt ganz genau, wofür du arbeitest.

Dein Beruf sollte etwas sein, das dich erfüllt und dir einen Sinn gibt. Er sollte etwas sein, das mit deinen Werten übereinstimmt und dich im Leben voranbringt, auch in Bezug auf persönliches Wachstum. Wenn du erst einmal herausgefunden hast, was dir wirklich wichtig ist und wo deine Leidenschaften liegen, wirst du zu der Arbeit motiviert sein, die für den Erfolg in deinem gewählten Bereich erforderlich ist.

Sobald wir unsere wahre Bestimmung einmal gefunden haben, fühlt sich unsere Arbeit viel erfüllender an als der bloße Austausch von Arbeit gegen Geld. Wir können darüber Zufriedenheit empfinden, zu wissen, dass das, was wir tun, die Welt ein kleines bisschen besser macht. Dieser Sinn gibt uns einen Anreiz dafür, auch in herausfordernden Zeiten weiterzumachen.

Falls du noch nicht so genau weißt, wie deine Entscheidung ausfällt, dann schaue dir deine Werte mal genauer an. Berufliche Werte sind die Grundsätze, die unser Berufsleben bestimmen. Sie spiegeln nicht nur wider, wofür wir stehen, sondern auch, wie wir uns in unseren beruflichen Rollen und Beziehungen verhalten. Unsere beruflichen Werte zeigen sich in der Art und Weise, wie wir mit Kolleg:innen kommunizieren, mit Kund:innen umgehen und schwierige Situationen angehen. Es ist wichtig, dass du dir Zeit für die Reflexion nimmst, welche beruflichen Werte dir am wichtigsten sind, denn sie sind essenziell für einen sinnvollen Karriereweg und eine erfüllende Work-Life-Balance.

Du hast bestimmt in der Vergangenheit schon verschiedene Jobs und Möglichkeiten ausprobiert und erkundet. Gehe mal in dich und überlege rückblickend:

- Hat die Unternehmenskultur zu deinen persönlichen Werten gepasst?
- Hattest du das Gefühl, du kannst du selbst sein, aber trotzdem deinen Job (gut) machen?

Mit jeder Berufserfahrung wird dein Blick auf die dir wichtigen beruflichen Werte ein Stückchen klarer.

Wenn du dir die Zeit für diese Reflexion genommen hast, ist es einfacher, einen Job oder eine Position zu finden, die mit diesen Werten übereinstimmt. Wenn du zum Beispiel Wert auf Teamarbeit legst, solltest du nach beruflichen Möglichkeiten suchen, bei denen die Zusammenarbeit geschätzt wird. Wenn du dich besonders für den Kundenservice interessierst, solltest du nach Stellen Ausschau halten, bei denen du deine Expertise in diesem Bereich einbringen kannst.

Berufliche Werte beschreiben aber auch, ob du dich mit dem Produkt oder der Dienstleistung identifizieren kannst. Ist es für dich ethisch vertretbar? Jede Branche hat so ihre Schattenseiten und wir müssen überlegen, ob wir langfristig einen

Kompromiss mit unseren Werten eingehen können. Vielleicht machen wir es uns auch zur Aufgabe, diese Schattenseiten in der eigenen Branche Schritt für Schritt zu beseitigen? Nachhaltige Lösungen entwickeln, soziale Ansätze anstoßen und einen vitalen Arbeitsplatz für alle Beteiligten schaffen? Wenn wir unzufrieden mit der Unternehmenskultur sind, in der wir arbeiten, können wir auch hier etwas bewirken und vielleicht darin unsere Berufung finden. **Das Leben ist zu kurz, um in einem Job festzusitzen, der uns wenig bis gar keine Freude bereitet!** Wir verbringen ein Drittel unserer Lebenszeit am Arbeitsplatz, schon allein deswegen müssen wir nach Sinnhaftigkeit streben. Also: Handelt es sich bei deinem aktuellen Job um einen Beruf oder eine Berufung? Was möchtest du in der Welt noch bewirken? Was möchtest du erreichen?

Glaube an dich und bleib dran, diesen Traum für dich zu verwirklichen. Viel Glück für deinen Entscheidungstag!

Reflexion

Was machst du? Beschreibe deine Arbeit in drei Worten:

....

....

....

Wem hilfst du damit? Beschreibe, wem du schlussendlich mit deiner Arbeit hilfst:

....

....

Erfüllt dich die Arbeit? Beschreibe, wie zufrieden du mit deiner Tätigkeit bist:

Erfüllt dich das Ergebnis?
Beschreibe, ob du einen Sinn im Resultat deiner Arbeit siehst:

Berufliche Werte

Hier findest du eine Auflistung von einigen beruflichen Werten:

Unabhängigkeit

Alleine arbeiten

Wettbewerb

Sicherheit

Abwechslung

Lernen

Zeitl. Flexibilität

Kreativität

Anderen helfen

Struktur

Teamarbeit

Abwechslung

Räuml. Flexibilität

Abenteuer

Teamgefühl

Welche Werte sind allgemein wichtig für dich?

Was kannst du in deinem Arbeitsleben tun,
um deine Werte (noch besser) zu leben?

Schreibe in dieses Herz, welche beruflichen
Werte dir besonders wichtig sind:

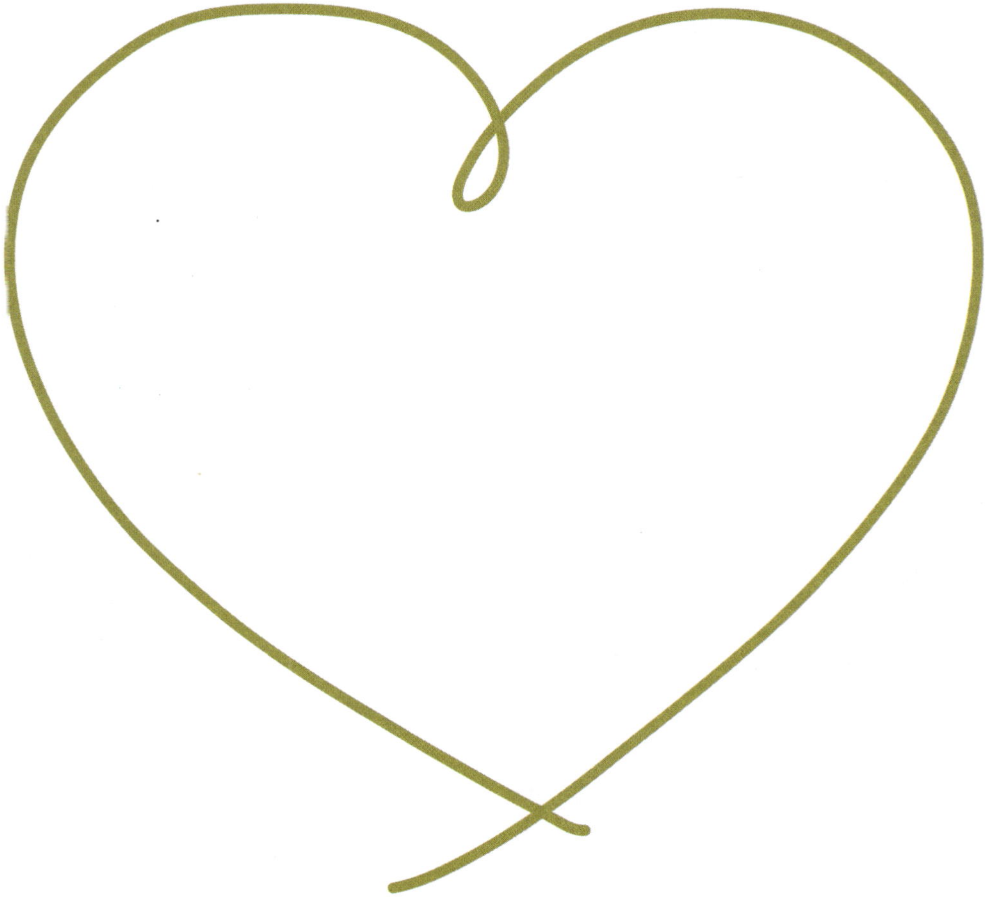

Phase 3

Bleib dran!

Meine Story – 3. Teil

Die Auswanderidee nach Spanien ließ mich seit der Gestaltung meines Visionboards nicht mehr los. Tief in mir drin wusste ich, dass mein aktueller Job mich irgendwann wieder an meine Grenzen bringen würde – schließlich waren es einfach Branchenstrukturen, die sich nicht von heute auf morgen ändern lassen würden. Ich hatte auch nicht die Muße, diese Mission in Angriff zu nehmen. Ich flog daher für einen zweiwöchigen Aufenthalt nach Mallorca, um mir die Insel genauer anzuschauen. Zuvor war ich erst einmal dort gewesen und hatte meinen Geburtstag gefeiert. Und ehrlich gesagt, hatte ich diesem kleinen Fleck im Mittelmeer immer etwas kritisch gegenübergestanden – Party, saufen, Ballermann! Dieses Image hatte ich im Kopf.

Der Flug nach Mallorca war keine geplante Aktion, sondern eher eine kurzfristige Entscheidung, weil ich kurz zuvor aufgrund meiner Flugangst einen Flug nach Panama hatte sausen lassen. Ich hatte sozusagen meinen Alternativurlaub gebucht, weil ich dachte, ich würde zwei Stunden in der Luft besser verschmerzen. Zum Glück war dem auch so. Nach der Ankunft wurde ich von der wunderschönen Landschaft, den traumhaften Buchten und den kleinen verwunschenen Ortschaften regelrecht in den Bann gezogen. Mir war sofort klar: Hier möchte ich leben! Zurück in Deutschland fing ich mit der Recherche an und schmiedete einen Masterplan: Welche Dokumente brauche ich? Wo finde ich eine Unterkunft für die ersten Monate? Und vor allem: Wie möchte ich mich beruflich weiterentwickeln und welche neuen Regeln setze ich mir für meine Work-Life-Balance? Ich fing an, mich viel mit den Themen Zeitmanagement und Produktivität auseinanderzusetzen, belegte Seminare und las viele Bücher darüber. All das Gelernte probierte ich immer wieder in meinem beruflichen Alltag aus – ich wollte meine Situation schon in den kleinen Dingen verbessern. Außerdem musste ich etwas im Kampf gegen das Burn-out tun. Zugegeben: Die ersten Wochen waren wirklich nicht leicht, da die Angst vor einem Rückfall riesig war. Aber selbstgeschriebene positive Affirmationen und der feste Glaube an mich selbst gaben mir die Kraft, aus diesem tiefen Tal wieder aufzusteigen. Das mag furchtbar kitschig klingen, aber echtes Selbstvertrauen war für mich der erste Schritt zur Besserung.

In meiner Selbstfindungsphase entdeckte ich zudem Meditation und Atemübungen für mich – das perfekte Ventil für stressige Situationen. Früher habe ich das als „Spiri-Kram" abgestempelt, aber mittlerweile ist es ein fester Bestandteil meines Lebens geworden. Diese ruhigen Momente der Meditation geben mir so viel Kraft für den Alltag. Wenn ich dann mal das Gefühl habe, mir würde gerade alles über den Kopf wachsen, fahre ich raus in die Natur und gehe stundenlang spazieren. Ganz allein. In unseren heutigen kapitalistischen Strukturen ist kein Platz für Auszeit oder Krankheit. Deswegen müssen wir selbst für unser Wohlbefinden sorgen. Ich glaube auch, dass es nach einem Burn-out keine endgültige Heilung gibt, dennoch hat die Erfahrung mich darauf getrimmt, sensibler mit Stresssituationen und liebevoller mit mir selbst umzugehen. (Einen Rückfall inklusive Panikattacken musste ich leider erleben, aber immerhin wusste ich sofort, was zu tun war, welche Strategien und Alltagstricks mir helfen würden, um das schnell wieder in den Griff zu bekommen – und es klappte! Aber das nur nebenbei.)

Zurück zu meinem Auswanderungsplan: Als die Buchung meines Airbnbs auf Mallorca stand und ich grob wusste, welche Dokumente ich in den ersten Monaten beantragen musste, kündigte ich meine Berliner Wohnung und nahm all meinen Mut für ein Gespräch mit meinem Chef zusammen. Ich erklärte ihm meine Situation und auch den Grund, warum ich nicht mehr mit ihm zusammenarbeiten würde. Das Gefühl danach war befreiend und beängstigend zugleich. Ich erinnere mich noch an meinen letzten Tag, an dem eine wirklich entfernt bekannte Kollegin zu mir kam und mir eine Sonnencreme als kleines Abschiedsgeschenk zusteckte. Sie hätte über andere Mitarbeiter:innen von meinem Plan erfahren. Irgendwie hat mir diese kleine Geste total Mut gemacht und meine Vorfreude auf den neuen Lebensabschnitt noch vergrößert.

Tief in mir wusste ich, dass es der richtige Schritt war, Richtung Spanien aufzubrechen, allerdings stand ich jetzt da: mit sechs gepackten blauen Tüten von einem schwedischen Möbelgeschäft und meiner Lieblingspflanze im Auto, von denen ich mich nicht trennen konnte – aber ohne Job. Nach meinem Burn-out hatte ich angefangen, meine Erfahrungen und mein gesammeltes Wissen über Achtsamkeit, Produktivität und Zeitmanagement bei Instagram zu teilen, um andere

Menschen vor einem Burn-out zu bewahren. Meine Community wuchs innerhalb von wenigen Wochen, da sich viele Menschen mit meinen Inhalten identifizieren konnten. Und so kamen die ersten Privatnachrichten in meinen Posteingang: „Sag mal, coachst du auch?“ und „Bietest du auch Hilfe über Zoom an?“

Zuerst war ich zurückhaltend, da ich ja „keine Psycholog:in“ bin. Weshalb ich an dieser Stelle unbedingt noch einmal erwähnen möchte, dass ein Burn-out unbedingt mit einer Therapie betreut werden muss. Das lässt sich nicht durch ein Coaching, ein Buch oder einen Onlinekurs behandeln oder gar heilen! Jedoch waren die Menschen, die auf mich zukamen, gar nicht in so einer prekären Situation wie ich damals: Sie hatten lediglich den absolut berechtigten Wunsch nach einer ausgewogenen Work-Life-Balance. Und so ließ ich mich auf die Anfragen ein und erstellte einen Fahrplan für meine allerersten Coachings, die ich im Zweiergespräch über Zoom anbot. Der Startschuss für meine berufliche Neuorientierung!

Ich wusste, dass ich in Zukunft beruflich etwas machen wollte, das anderen Menschen etwas bringen und einen positiven Einfluss auf unsere Gesellschaft haben würde. Ich steckte mir schon damals das Ziel, gegen die ausbeuterischen Strukturen unserer Arbeitswelt anzutreten und Menschen Werkzeuge an die Hand zu geben, um ihre Situation aktiv zu verbessern. Heute werde ich bei Jobmessen und Retreats als Speaker:in eingeladen, und über meinen Podcast, meine Videokurse sowie Membership gebe ich Hunderten Menschen Impulse für ihre individuelle Work-Life-Balance.

Manchmal müssen wir einfach unsere ursprünglichen Karrierevorstellungen loslassen, damit sich neue Türen öffnen und wir unser volles Potenzial entwickeln können. Als Kind hatte ich Comic-Zeichner:in werden wollen, später Modedesigner:in, aber nun arbeite ich als Coach:in. Und wer weiß schon, wo die Reise in Zukunft noch hingeht? Ich für meinen Teil habe keine Angst mehr vor Veränderungen. Denn für mich bedeuten sie Fortschritt. Ich bin der festen Überzeugung, dass aus jedem Neuanfang etwas Wunderbares entstehen kann.

8. Deine Zeit ist kostbar

Erkenne deine Zeitfresser

Wenn du produktiver arbeiten möchtest, solltest du herausfinden, wo du deine Zeit bisher vertrödelt hast. Die meisten von uns unterschätzen, wie viel Zeit wir mit unseren E-Mails, unnötigen Meetings oder vermeintlichen Notfällen, die uns kurzfristig von anderen aufgebrummt werden, verbringen. Auch Ablenkung durch die sozialen Medien kann uns wertvolle Stunden des Tages rauben, wenn wir nicht aufpassen! Kurz mal ein Video bei YouTube angeschaut oder bei Instagram gescrollt – schwupps sind 30 Minuten verloren.

Nimm dir also jetzt ein paar Minuten Zeit, um deine größten Zeitfresser bei der Arbeit zu identifizieren. Das wird dir auf lange Sicht wertvolle Zeit sparen! Denn so kannst du gelassener in den Tag starten, ohne ins Rudern zu kommen. Mach also eine ehrliche Bestandsaufnahme davon, was deinen Tag regelmäßig zeitlich belastet, und entwickle einen Aktionsplan, um wieder auf Kurs zu kommen. Du kannst für einen Überblick darüber, wie viel Zeit du für verschiedene Sachen im Laufe des Tages aufwendest, auch Timetracker-Apps nutzen. Der Aha-Effekt folgt, wenn du das ein oder zwei Wochen dokumentierst.

Sobald du die häufigsten Zeitfresser in deinem Joballtag identifiziert hast, kannst du aktiv etwas dagegen unternehmen:

- Setze dir selbst ein striktes Limit, wann und wie lange du täglich E-Mails abrufst und bearbeitest.
- Nimm nur an Meetings teil, die für deine konkrete Arbeit wichtig sind.
- Ordne die Aufgaben nach ihrer Wichtigkeit.
- Setze dir erreichbare Ziele. Eliminiere Ablenkungen wie soziale Medien bestmöglich aus deinem Arbeitsbereich.

Du siehst also: Mit ein paar einfachen Änderungen kannst du deine wertvolle Zeit ganz einfach zurückgewinnen.

Wenn es dir schwerfällt, den lauernden Ablenkungen auszuweichen, dann habe ich jetzt eine gute Methode für dich: die **Pomodoro-Technik.** Das ist eine großartige Methode, um komplexe Aufgaben in überschaubare Abschnitte zu unterteilen und deine Produktivität zu steigern. Du brauchst dafür nur einen Timer und eine konkrete Aufgabe. Zum Start wählst du eine Aufgabe aus und stellst dir einen Timer auf 25 Minuten. Arbeite dann so lange wirklich konzentriert, bis der Timer abgelaufen ist, und mach dann fünf Minuten Pause vor der nächsten Einheit. Auch für die Pause setzt du dir einen Timer mit Alarm. Diesen Ablauf wiederholst du viermal, danach legst du eine längere Pause ein.

Die kurzen Pausen erlauben es uns, dass wir uns mit einer kleinen Ablenkung belohnen: Das kann z. B. ein Blick aus dem Fenster sein, während die Gedanken fließen und sich die Augen vom Bildschirm entspannen dürfen. Dank des Framings der kleinen Pause (und dem Timer) kann es jetzt nicht mehr passieren, dass aus fünf auf einmal dreißig Minuten werden.

Mithilfe dieser Methode kannst du dich auf die anstehende Aufgabe konzentrieren, ohne dich von anderen Gedanken oder Aktivitäten ablenken zu lassen. Du wirst feststellen, dass du mehr Arbeit in weniger Zeit erledigen kannst! Es ist auch hilfreich, wenn du dir für jeden Tag bestimmte Zeiten vornimmst, in denen du dich ausschließlich auf deine Aufgaben konzentrierst, damit sie nicht unter den Tisch fallen. Denn E-Mails und Meetings können uns schnell von unserer eigentlichen Arbeit ablenken und aus dem Flow reißen, dann aber brauchen wir faktisch länger für unsere Aufgabe.

Ich schaue beispielsweise nur zweimal am Tag in meine E-Mails: einmal morgens, einmal nachmittags – das muss reichen, um die Kommunikation nach außen am Laufen zu halten. Zwischen diesen „Check-ins" begebe ich mich dann in meine Deepwork-Phasen, schalte mein Handy in den Flugmodus und schließe das E-Mail-Programm und andere Tools mit möglichen Pop-ups. Denke immer daran: Zeit ist dein kostbares Gut. Nutze sie weise sowohl im beruflichen als auch im privaten Kontext. Wenn du dich nach Feierabend lieber nach etwas Selfcare sehnst, als dich mit einer Freundin zu treffen, dann vertraue deinem Bauchgefühl. Denn auch unsere Freizeit ist ein begrenztes Gut und wir müssen uns wohl überlegen, wie wir sie so gestalten, dass sie uns happy macht.

Pomodoro-Technik Zusammenfassung

Plane dir vorab mindestens vier Stunden Arbeitszeit ein, folge der Anleitung und reflektiere anschließend!

1. Wähle eine bestimmte Aufgabe.
2. Setze dir einen Timer für 25 Minuten und stell alle Benachrichtigungen ab.
3. Arbeite konzentriert an deiner Aufgabe, bis der Timer piept. Nicht ablenken!
4. Mach fünf Minuten Pause – stell dafür auch einen Timer.
5. Wiederhole das Ganze noch drei weitere Male.
6. Mach dann eine lange Pause.

Identifiziere deine vier größten Zeitfresser:

1.

....

2.

....

3.

....

4.

....

An welchen Tagen möchtest du die Pomodoro-Technik in deinen Arbeitsalltag einbinden? Male einen Kreis um die Tage und kreuze hinterher den Tag an, wenn du es auch getan hast.

Montag	Dienstag	Mittwoch	Donnerstag	Freitag

Geplant und abgehakt

So einfach und doch so effektiv: Wenn du deine Aufgaben mit einem **Kalender** planst (und ja, das kann auch tatsächlich gerne einer aus Papier sein), bist du dem Endgegner „Überforderung" immer einen Schritt voraus. Er hilft dir, deine Termine, Meetings, Deadlines und Aufgaben zeitlich einzuordnen und sie in überschaubare Abschnitte einzuteilen, die in deinen Zeitplan passen. Außerdem verschafft dir eine gute Kalenderplanung Struktur, damit du alles rechtzeitig erledigen kannst. Um sicherzustellen, dass du auf dem richtigen Weg bist, solltest du dir bei allen Einträgen Erinnerungen und Fristen setzen, denn so wird dein Kalender zu einem mächtigen, hilfreichen Werkzeug, um alle anstehenden Projekte auf dem Radar zu behalten.

Entscheide zuerst, mit welcher Art Kalender du am besten arbeiten kannst. Möchtest du einen digitalen Kalender anlegen, den du mit deinem E-Mail-Anbieter verknüpfen und mit Laptop und Smartphone synchronisieren kannst? Oder bist du eher klassisch unterwegs und bevorzugst einen ausgedruckten Kalender? Es gibt viele verschiedene Formate – sowohl digital als auch bei den analogen Kalendern. Wähle das Format, das am besten zu deinem Lifestyle passt.

Ich persönlich präferiere den digitalen Kalender, da ich die Vorteile von automatischen Remindern und Synchronisationen sehr zu schätzen weiß. Jeder Kalendereintrag bekommt 24 Stunden und eine Stunde vorher jeweils einen Reminder. Das funktioniert bei mir super, aber du musst für dich deinen eigenen Reminder-Rhythmus finden. Mach dir bewusst: Für welchen Zweck legst du den Kalender an? Nutzt du ihn ausschließlich für die Arbeit oder auch für Privates wie den Haushalt oder Treffen mit Freund:innen? Welche Bereiche deines Work-Lifes möchtest du in deinen Kalender einbringen? Du kannst dafür verschiedene Kategorien anlegen, die du farblich unterschiedlich hinterlegst.

Für meinen Kalender habe ich vier Unterkategorien definiert. Das ist einmal **Arbeit:** Hier schreibe ich alle meine To-dos rein, die ich an einem bestimmten Tag erledigen möchte oder muss. Dann gibt es noch die Kategorie **arbeitsbezogene Events:** Das können Videocalls, Podcastaufnahmen mit Gäst:innen oder vor Ort stattfindende Veranstaltungen oder Meetings sein. Dann gibt es die Kategorie **private Events:** Das können Geburtstage, Hochzeiten oder ähnliche Veranstaltungen sein, die ich auf dem Radar haben möchte, weil sie meinen beruflichen Zeitplan einschränken. Und zu guter Letzt gibt es dann noch die wichtigste Kategorie überhaupt – **Privat:** Hier blockiere ich mir Zeiten für meine Me-Time, für Hobbys und Treffen mit Freund:innen und Familie, für Wellness oder etwas Ähnliches. Ganz wichtig – blocke dir Zeiten für dich selbst!

Mit meiner privaten Kalenderkategorie blockiere ich mir wöchentlich mehrere Stunden, die ich nur für mich selbst einplane. Das mache ich ganz bewusst, weil ich weiß, dass ich mir sonst nicht die Zeit für mich nehmen würde. In diesen Stunden meditiere ich, lese ich, gehe spazieren oder beschäftige mich mit Hobbys, denen ich allein nachgehe. Schaue, dass du dir deine Me-Time auch aktiv in deinen Kalender schreibst, denn sonst geht sie im Alltagstrubel zwischen Arbeit, Freund:innen, Beziehung und Familie schnell unter.

Mit all diesen Punkten in deinem Kalender hast du den ersten Schritt zu einer besseren Organisation deines Lebens getan. Ein gut geführter Kalender hilft dir, deinen Alltag zu ordnen, damit dir nichts durch die Lappen geht. Er ermöglicht dir eine effektive Planung auf kurze und lange Sicht. Mit einem Kalender vergisst du nie wieder ein wichtiges Ereignis oder eine Aufgabe, daher nimmst du dir damit den unterbewussten Stress raus. Hast du das Gefühl, du hast zwar alle To-dos im Blick, nicht aber ihren aktuellen Status? Dann könnte dir die Kanban-Methode Abhilfe verschaffen.

Kanban ist die perfekte Methode für einen Überblick über Aufgaben und Projekte – es ist ein kleines Projektmanagement für dich selbst. So kannst du dich auf eine Aufgabe konzentrieren, ohne von zu vielen anderen überwältigt zu werden. Sie verhindert Überlastung durch Multitasking, was oft zu Fehlern oder Verzögerungen bei der Erledigung deiner Arbeit führt. Die Kanban-Spalten helfen dir auch, sofort zu erkennen, welchen Fortschritt jede Aufgabe gemacht hat. So kannst du leichter einschätzen, ob du gut in der Zeit liegst. Der Aufbau eines Kanban-Systems ist denkbar einfach:

- In die linke Spalte kommen alle To-dos, die noch nicht angefasst wurden.
- In die Mitte schiebst du alle Aufgaben, die gerade von dir bearbeitet werden.
- In die rechte Spalte schiebst du die abgeschlossenen Aufgaben.

Das kannst du manuell mit einem Poster und Post-its umsetzen, mit einem kostenlosen Projektmanagement-Tool oder einer einfachen Excel-Tabelle. Auch die teamübergreifende Zusammenarbeit wird mit Kanban einfacher, da sich alle Aufgaben verschiedenen Personen zuweisen lassen und so jedes Teammitglied über den aktuellen Status der einzelnen To-dos Bescheid weiß. Auf geht's! Ich wünsche dir frohes Kanbaning!

Vorlage: Kanban

Kalenderplanung

Aufgabe	In Bearbeitung	Erledigt

Welche Kategorien sind für deine Kalenderplanung sinnvoll? Schreibe sie auf:

1.

....

2.

....

3.

....

4.

....

5.

....

„Nein, danke!“ – Grenzen setzen

Nein zu sagen, kann schwierig sein, aber es ist eine elementare Fähigkeit, die du dir unbedingt aneignen musst, wenn du in der Arbeitswelt überleben willst. Das mag hart klingen, aber ohne Grenzen bei der Arbeit kann es passieren, dass du dir zu viel zumutest und dich überarbeitest. Es kann auch sein, dass andere Menschen deine guten Absichten ausnutzen. Du aber musst deine Kapazitäten schützen, damit die Freude am Arbeitsplatz langfristig erhalten bleibt und du nicht in den Hustle-Modus verfällst. Lass dich nicht ausnutzen, indem du dir als „Ja-Sager“ alles gefallen lässt! Vertraue auf deine eigene Einschätzung der Situation und vor allem auf deine Fähigkeiten!

Sag niemals etwas aus Pflichtgefühl oder Schuldgefühlen zu!

Oftmals sagen wir Ja, aber meinen eigentlich Nein. Damit das nicht passiert, solltest du dir das nächste Mal etwas Zeit für deine Entscheidung einräumen, bevor du dich zu etwas verpflichtest. Wenn dich also jemand fragt: „Kannst du mal eben das hier für mich übernehmen?", antwortest du: **„Darüber muss ich kurz nachdenken. Ich sag dir gleich Bescheid."** Jede:r wird Verständnis haben, wenn du nicht sofort zusagst, sondern erst einmal in dich gehst. Damit signalisierst du deinem Gegenüber auch, dass du bereits in deine Projekte eingebunden bist und nicht mal eben hier und da einen zusätzlichen Workload erledigen kannst.

Wenn du eine klare Meinung hast und für dich selbst eintrittst, strahlt das Stärke aus. Deine Mitmenschen respektieren deine Grenzen dann eher. Mit etwas Feingefühl wirst du schnell spüren, wann du für dich selbst eintreten musst und wann es sinnvoll ist, deinen Kolleg:innen andere Optionen anzubieten. Beim Grenzensetzen musst du selbst aktiv werden, denn in den seltensten Fällen wird jemand anderes für dich einstehen. Nein zu sagen, bedeutet nicht, dass du jemandem Unrecht tust, sondern vielmehr, dass du dich selbst genug respektierst, um deine Werte und Kapazitäten nicht zu gefährden.

Natürlich ist es auch keine Lösung, kategorisch alles abzulehnen, was dir in die Quere kommt. Der Schlüssel zur Kunst des Neinsagens ist, tatsächlich ohne das Wort selbst auszukommen. Anstatt einfach abzulehnen, solltest du Alternativen oder Lösungen anbieten, die für beide Seiten besser sind. Auf diese Weise verhältst du dich immer noch respektvoll, während du gleichzeitig für dich selbst einstehst und Grenzen setzt. Viele Aufgaben lassen sich auf andere Mitarbeitende umverteilen oder outsourcen. Manche Prozesse lassen sich mithilfe moderner Technologie sogar komplett automatisieren – *think outside the box* und recherchiere Möglichkeiten, bevor du in die Konfrontation gehst: Sprich lieber mit der verantwortlichen Person über mögliche Ansätze, die realistisch und leicht umsetzbar sind. Das muss in der Kommunikation nicht abrupt oder aggressiv sein – hebe vielmehr die positiven Möglichkeiten hervor, die entstehen, wenn der Plan anders umgesetzt wird als ursprünglich angedacht. So erhöhst du die Chancen, dass du mit deinem Workload auch tatsächlich entlastet wirst.

Nein zu sagen, ist nicht immer einfach. Vor allem harmoniebedürftige Menschen haben oft die Sorge, dass das gute Verhältnis zum Gegenüber darunter leiden könnte. Aber glaube mir: Das ist ein negativer Glaubenssatz, den wir hier ganz schnell loswerden müssen. Für viele von uns ist es ein natürliches Bedürfnis, es allen recht machen zu wollen. Vergiss aber bitte nicht: Deine mentale Gesundheit ist das Wichtigste und nur du bist für sie verantwortlich! Lass nicht zu, dass andere Menschen deine Freundlichkeit ausnutzen, sondern lerne, wann Grenzen angemessen und notwendig sind. Ich weiß, dass du das auch kannst. Glaube an dich!

1. Sei dir deiner Prioritäten bewusst.
2. Nimm dir einen Moment, um über deine Entscheidung nachzudenken.
3. Lerne Nein zu sagen, ohne Nein zu sagen.
4. Kommuniziere deine Forderungen klar.
5. Biete alternative Lösungen an.
6. Setze klare Grenzen in der Zusammenarbeit.

Situation

Beschreibe eine Situation, in der deine Grenze überschritten wurde:

....

....

....

....

Gedanken
Was ging dir in dem Moment durch den Kopf?

....

....

....

Emotionen
Welche Gefühle hast du in diesem Moment bei dir wahrgenommen?

....

....

....

Reaktion
Was hast du getan und wie bist du mit deinen Gefühlen umgegangen?

....

....

....

Reflexion
Was würdest du anders machen, wenn diese Situation wieder vorkommt?

....

....

9. Adiós, innerer Schweinehund!

Versöhne dich mit deinem Schweinehund

Wir haben ihn alle an der Leine – bzw. er uns: der innere Schweinehund. Du weißt bestimmt genau, was gemeint ist. Diese kraftvolle Energie, die sich gegen jegliche positive Veränderung stellt und uns in unseren schlechten Angewohnheiten versacken lassen möchte. Unabhängig von der Phase der Veränderung, in der du dich gerade befindest: Vertraue darauf, dass es sich am Ende für dich auszahlen wird! Du hast dieses Buch mit einer Intention gelesen und jetzt ist es an der Zeit, all die Impulse, die ich dir mit auf den Weg gegeben habe, in die Tat umzusetzen. Klar – das ist einfacher gesagt als getan, aber genau deshalb möchte ich dir in diesem Abschnitt das Thema der guten Gewohnheiten nahebringen.

Nachdem du nun über deinen inneren Schweinehund nachgedacht und vielleicht sogar verstanden hast, warum er dich davon abhält, deine Work-Life-Balance in die richtige Richtung zu lenken, ist es an der Zeit, etwas gegen ihn zu tun. Stell wieder eine Verbindung zu dir selbst her, sei sanft zu dir, auch wenn es im Alltag mal nicht so funktionieren sollte, wie du es dir vorgestellt hast. Jede Veränderung ist ein Prozess und braucht Zeit!

Lass dich nicht von deinem inneren Schweinehund davon überzeugen, dass du nichts kannst – glaube stattdessen an dich und mach den ersten kleinen Schritt. Setze die neuen Gewohnheiten aus diesem Buch in die Praxis um, damit du erste Erfolgserlebnisse für dich verbuchen kannst – du kannst sie auch in deinem Kalender festhalten, dann wird er gleich noch zu einem Erfolgstagebuch, an dem du dich an schlechten Tagen orientieren kannst.

Mit ein wenig Selbstdisziplin und Entschlossenheit wirst du so dein Leben positiv verändern können. Erlaube deinen negativen Glaubenssätzen und dem Gefühl der Ohnmacht nicht, deine Fortschritte zu blockieren. **Glaube an dich und setze deine neuen Gewohnheiten Schritt für Schritt um.** Das *European Journal of Social Psychology* veröffentlichte 2009 eine Studie, die besagt, dass es zwischen 18 und 254 Tagen dauern kann, bis eine Person eine neue Gewohnheit etabliert hat, und dass es durchschnittlich 66 Tage dauert, bis ein neu erlerntes Verhalten zu einem unbewussten Vorgang wird.

Du siehst: Es ist von Person zu Person unterschiedlich, wie lange es braucht, bis der innere Schweinehund überwunden und von einer zum Automatismus gewordenen Handlung verdrängt wurde. Wenn du kontinuierlich daran arbeitest, ist es durchaus möglich! Es mag etwas Zeit und Mühe kosten, aber nach durchschnittlich 66 Tagen konsequenter Übung wirst du eine neue Gewohnheit haben, die sich natürlich und großartig anfühlen wird. Sie kann auch am Anfang aus kleinen Schritten bestehen – wie das Handy in den Nebenraum zu legen, um konzentriert zu arbeiten.

→ **Kleiner Tipp: Feiere deine Erfolge – mit dir selbst oder mit dir nahestehenden Personen. Wenn du bewusst etwas zelebrierst, dann speichert sich dieses Erlebnis in deinem Unterbewusstsein ab und du bleibst motiviert für den nächsten Schritt.**

Der Veränderungskiller Nummer eins ist das ständige Aufschieben. Dabei gibt es keinen Grund, die Dinge weiter vor dir herzuschieben – außer die Angst vor der Veränderung oder die Überforderung. Fange noch heute mit deinen Veränderungen an – *no excuses!* Brich die Aufgaben herunter, sodass du einen kleinen Teil sofort angehen kannst.

Oftmals sind es auch die kreativen Ausreden, die uns guten Gewissens schlafen lassen, wenn wir mal wieder etwas aufgeschoben haben – irgendein Grund findet sich bekanntlich immer. Manchmal kann es helfen, wenn du gemeinsam mit jemandem an deinen Zielen arbeitest, einer Person, die etwas Ähnliches anstrebt wie du. So könnt ihr euch beispielsweise regelmäßig verabreden, eure Fortschritte besprechen und euch gegenseitig motivieren, am Ball zu bleiben.

Die Reise zu einer ausgewogenen Work-Life-Balance kann sich manchmal wie eine holprige Achterbahnfahrt anfühlen. Mal geht es einen Schritt vorwärts, dann wieder zwei Schritte zurück. Mal geht es hoch, mal geht es rasant runter. Lass dich aber von alltäglichen Niederlagen nicht entmutigen, denn du kämpfst für ein größeres Ziel.

Du solltest deinen inneren Schweinehund außerdem niemals als Feind betrachten. Sei freundlich mit ihm, denn er ist dein ständiger Begleiter. Überlege lieber, wie du mit ihm kommunizierst, damit er nach deinen neuen Regeln spielt. Du kannst ihn gern mal gewinnen lassen, aber zeig ihm auch, wo es in Zukunft langgeht. Es gibt keinen besseren Zeitpunkt als jetzt, um positive Veränderungen in deinem Leben vorzunehmen, also fang damit an! Und denke daran: Bleib konsequent, sei geduldig und vertraue dem Prozess.

Sei kreativ!

Zeichne deinen inneren Schweinehund in dieses Feld:

Was möchtest du deinem inneren Schweinehund heute sagen?
Schreibe es hier auf:

....

....

....

Was hat dich bisher davon abgehalten, deine Pläne in die Tat umzusetzen?

....

....

Was macht dir am meisten Angst?

....

....

Was kann im schlimmsten Fall passieren?

....

....

Was wird im besten Fall passieren?

....

....

Schreibe konkrete Ziele für die nächsten Wochen auf:

1. Woche:

....

....

2. Woche:

....

....

3. Woche:

....

....

4. Woche:

....

....

Ordnung im Außen

Schauen wir uns mal unsere Ordnung im Außen an: Wie viel Spielraum haben wir bei der Gestaltung unseres Arbeitsplatzes wirklich? Eine angemessene Ordnung im Workspace kann unsere Produktivität steigern, Ablenkungen verringern und uns rundum ein gutes Gefühl geben. Ich habe im Folgenden ein paar einfache Schritte zusammengefasst, die du als Leitfaden für dich nutzen kannst.

Fangen wir bei der Atmosphäre an: dem **Licht!** Genügend Tageslicht sorgt dafür, dass du dich wach fühlst und konzentrierter bist. Es regt die Kreativität an und kann deine Stimmung positiv beeinflussen. Natürliches Licht ist anregender als künstliches Licht, also versuche, dich möglichst in der Nähe eines Fensters aufzuhalten, deinen Schreibtisch vielleicht sogar darunterzustellen (das hilft in den Pomodoro-Pausen auch den Augen). Es wird nicht nur deine Stimmung verbessern, sondern auch deine Konzentration fördern. Es ist gerade dann wichtig, wenn du viel am Bildschirm arbeitest. Pflanzen an deinem Schreibtisch sind ebenfalls wirksam, da sie die Luft reinigen und beruhigend auf den Menschen wirken. Hol dir etwas Natur an den Arbeitsplatz mit ein paar schönen Zimmerpflanzen, schon wirkt dein Arbeitsplatz auf den ersten und den zweiten Blick gleich viel vitaler. (Besonders gut eignet sich Zimmerfarn, Birkenfeige oder die wunderschöne Calathea. Das sind erwiesenermaßen luftreinigende, aber pflegeleichte Zimmerpflanzen.)
So, und jetzt geht es ans Eingemachte! Nimm dir jeden Tag etwas Zeit, um **deinen Arbeitsplatz aufzuräumen.** Du wirst schnell merken, dass du dich freust, am nächsten Tag dorthin zurückzukehren. Ich räume meinen Schreibtisch immer kurz vor Feierabend auf und sortiere Papierkram, handgeschriebene Notizen und Post-its in meinem System ein, sodass ich sie gleich wiederfinden kann, sie aber nicht ewig auf meinem Schreibtisch herumliegen. Schaffe Klarheit, indem du dir ein System überlegst, wie du deine Arbeitsmaterialien sortierst. Dabei helfen kleine und größere Boxen, Ordner, Klammern und Halter. Wenn du die Kisten auch noch beschriftest und so für jedes Arbeitsmaterial einen ganz konkreten Ort schaffst, bist du auf einem guten Weg. Denn zu viel Chaos am Arbeitsplatz sorgt für Unruhe, wir können uns dann nicht mehr auf die wesentlichen To-dos konzentrieren. Ein chaotischer Zustand im Außen spiegelt auch immer unseren Zustand im Inneren wider – dazu aber später mehr.

Setze dir beispielsweise die Regel, dass nichts auf deinem Schreibtisch liegen bleibt, was du für den nächsten Tag nicht brauchst.

Übrigens: Wenn Schreibtische und Arbeitsflächen unsauber hinterlassen werden, können Viren dort 24 Stunden lang überleben. Das heißt, Sauberkeit ist auch ein Plus für deine Gesundheit, gerade wenn du mit vielen Menschen an einem Ort zusammenarbeitest und sich die nächste Grippewelle anbahnt.

Die Arbeit in einer sauberen und aufgeräumten Arbeitsumgebung bedeutet, dass du weniger von herumliegenden Materialien abgelenkt wirst, die deinen Arbeitsbereich sonst überladen. Ohne Ablenkungen kannst du dich nicht nur besser konzentrieren, sondern du bist auch motivierter und die Arbeit macht mehr Spaß. Also organisiere dich und erlaube es dir, dich in einer sauberen und einladenden Umgebung wohlzufühlen. Denke immer dran: Ordnung hilft dir, das Beste aus deinem Arbeitstag herauszuholen! Warum also nicht gleich heute damit anfangen und ein organisiertes und inspirierendes Umfeld für dich schaffen? Du wirst überrascht sein, welchen Unterschied das machen kann!

Einfache Tipps

1. Viel Tageslicht für gute Stimmung
2. Zimmerpflanzen für vitale Arbeitsatmosphäre
3. Ordner, Klammern und kleine Schachteln für Ordnung
4. Beschriftete Aufbewahrungsboxen
5. Aufgeräumter Schreibtisch für mehr Fokus

Ordnung im Inneren

Jetzt kommt unsere innere Ordnung genauer unter die Lupe. Unser mentaler Arbeitsplatz besteht aus Gedanken, Gefühlen und körperlicher Wahrnehmung. Wir können diese Komponenten positiv beeinflussen, sodass wir das Beste aus unserem Arbeitstag herausholen können. In diesem Abschnitt möchte ich zwei Methoden einander gegenüberstellen und dir erklären, warum die eine auf lange Sicht ineffektiv ist, wir also eher versuchen sollten, die andere in unserem Habitus zu etablieren.

Multitasking mag erst einmal verlockend klingen, aber im großen Ganzen bremst dich diese Arbeitsmethode eher beim Erledigen deiner Aufgaben aus, sie löst zudem Stress aus. Es gibt dir vielleicht dieses gute Gefühl, alles unter Kontrolle zu haben und viele Probleme gleichzeitig lösen zu können. Multitasking vermittelt uns auch das Gefühl, dass wir Zeit sparen, da wir an mehreren „Baustellen" gleichzeitig aktiv sind. Wenn wir uns aber auf zu viele Aufgaben parallel konzentrieren, verlieren wir uns schnell in kleinen Details und vergessen unsere übergeordneten Ziele. (Das lässt sich sogar neurowissenschaftlich belegen, weil Multitasking unseren Frontalkortex schneller leert und wir schlapper werden bzw. unsere Entscheidungsfähigkeit im Laufe des Tages darunter leidet.) Am Ende verschwenden wir kostbare Zeit mit unbedeutenden Aufgaben, anstatt Fortschritte bei den wirklich wichtigen Punkten zu machen – und das kann nach Feierabend schnell zu Frustration führen! Damit möchte ich nicht sagen, dass du niemals Multitasking betreiben solltest (zumindest nicht, wenn du es gut beherrschst). Ich möchte dir nur mit auf den Weg geben, dass du genau darauf achten solltest, wann Multitasking nützlich ist und wann eben nicht. Für kleinere Aufgaben ist diese Methode völlig in Ordnung (beim Kellnern ist sie sogar überlebenswichtig), für die tagtägliche Schreibtischarbeit solltest du dir aber gezielte Zeitblöcke für deine wichtigsten Projekte festlegen. So bleibst du auf Kurs und kannst den ganzen Tag über produktiv sein.

Deep Work hingegen ermöglicht es uns, dass wir uns auf die wichtigen Aufgaben und Herausforderungen konzentrieren, ohne uns von irrelevanten oder unproduktiven Aktivitäten ablenken zu lassen. Das führt insgesamt zu besseren Ergebnissen. Zudem hilft uns Deep Work, ein besseres Gefühl für den Arbeitsfluss zu entwickeln: Wenn wir in unsere Arbeit vertieft sind, vergeht die Zeit schneller und wir haben hinterher das Gefühl, wirklich etwas erreicht zu haben – was im Zweifel auch wahr ist. Und schließlich können wir mithilfe von Deep Work unsere Fähigkeiten bei einer bestimmten Tätigkeit schneller entwickeln, da wir über einen längeren Zeitraum üben und an unserem Handwerk oder Know-how feilen können. All diese Vorteile machen es lohnenswert, sich mit Deep Work zu befassen.

Manchmal erschwert uns jedoch die Arbeitsatmosphäre, uns auf die hochkonzentrierte Arbeit einzulassen. Für solche Fälle habe ich dir ein paar konkrete Tipps zusammengestellt, schließlich kannst du diese Faktoren aktiv beeinflussen:

1. Besorge dir Noise-Cancelling-Kopfhörer, damit du selbst in einer geräuschlastigen Arbeitsumgebung in deine Deep-Work-Phase abtauchen kannst. Das ist übrigens auch ein super Trick, wenn du im Team arbeitest, denn Kopfhörer signalisieren den anderen: „Ich bin gerade beschäftigt, sprich mich bitte nicht an – oder wenigstens nur im absoluten Notfall."
2. Wenn es dennoch Kolleg:innen gibt, die dazu tendieren, dich ständig anzusprechen, dann besprich das mit ihnen und mach kurz klar, dass du jetzt fokussiert an einer Aufgabe arbeiten wirst, aber zu einer bestimmten Uhrzeit wieder ansprechbar sein wirst. Das ist professionell und zeigt dein Engagement, du setzt aber für dich auch gleich wieder Grenzen.
3. Konzentrationsfördernde Musik unterstützt dich dabei, in den Flow zu kommen. Probier's mal mit ruhiger, langsamer und unaufdringlicher Musik ohne Text – beispielsweise mit Klassik, Ambient, Lo-Fi oder natürlichen Klängen.
4. Stell dein Smartphone auf Flugmodus, damit du nicht von Push-Benachrichtigungen, Anrufen und Chatnachrichten aus deinem Flow gerissen wirst. Du kannst diese natürlich auch generell abstellen, wenn du magst – es hilft erfahrungsgemäß auch im Privaten bei Gesprächen, wenn man sich nicht ständig ablenken lässt.
5. Such dir, wenn möglich, einen Meetingraum oder einen anderen ruhigen Ort, an dem du weniger durch Mitmenschen, Geräusche und Bewegung abgelenkt wirst.

Der Schlüssel zu produktiver Deep Work liegt darin, die richtigen Zutaten für dich zu finden, die du dann immer wieder abrufen kannst. Außerdem solltest du dir zeitliche Grenzen für deine Abtauchphasen setzen und die Ablenkungen durch andere Aufgaben oder Aktivitäten möglichst gut begrenzen. Wenn du diese Schritte befolgst, kannst du eine Umgebung schaffen, in der Deep Work für dich sehr gut funktioniert.

Arbeitsblatt: Deep-Work-Routine

Ziel

Was würde deine Deep-Work-Session zu einem Erfolg machen?

....

....

....

....

Umgebung

Wo wirst du Deep Work durchführen und was benötigst du dafür an diesem Ort?

....

....

....

....

Zeit

Wie lange wird deine Deep-Work-Session dauern?
Wie viele Pausen planst du ein?

....

....

Regeln

Wo möchtest du dir Einschränkungen auferlegen, z. B. Internet, Benachrichtigungen und/oder das Handy ausschalten?

Selfcare

Wie möchtest du gut für dich selbst sorgen, z. B. Tasse grüner Tee oder Konzentrationsmusik?

10. Träume groß!

Zurück zum Kinderzimmer – Traumberuf

Wir machen jetzt eine kleine Zeitreise zurück ins Kinderzimmer. Als Kind hatten wir Traumberufe. Sei es Astronaut:in, Tierärzt:in, Comic-Zeichner:in oder oder oder ... Es gab da diese Faszination für einen bestimmten Beruf. Was ist seither bis heute auf deinem Weg in Richtung Erwachsensein verloren gegangen?

Als Erwachsene:r ist es spannend, auf unsere Kindheitsträume zurückzublicken und sich zu fragen, warum wir sie nie verfolgt haben. Meist war die Angst vor einer ungewissen Zukunft zu groß. Wir waren uns nicht sicher, ob wir unsere Ziele erreichen würden oder ob es sich überhaupt lohnen würde, sie zu verfolgen. Wir wollten kein Scheitern riskieren und wählten stattdessen Wege, die uns in diesem Moment sicherer und weniger beängstigend erschienen. Das große Bedürfnis nach Sicherheit, das uns dazu antrieb, den vermeintlich sicheren Karriereweg einzuschlagen.

Auch Geld spielt bekanntlich eine Rolle: Möchte ich lieber meiner Passion nachgehen, dafür aber in Kauf nehmen, dass ich wenig verdienen werde, oder arbeite ich als Top-Manager:in und habe ein gut gefülltes Bankkonto, dafür aber keine Leidenschaft für meinen Job?

Ich möchte dich an dieser Stelle dazu ermutigen, den Weg einzuschlagen, der dich wirklich glücklich macht. Nimm dieses Kapitel zum Anlass, um dich von deinen Sorgen loszulösen und einfach mal spielerisch an das Ganze ranzugehen. Erinnere dich daran, welchen Traumjob du in welcher Phase deines Lebens hattest, und überlege dir, warum du heute da stehst, wo du stehst. Vielleicht sollte alles so kommen, wie es jetzt gekommen ist? Vielleicht kannst du dir auch Fehltritte eingestehen?

Wenn es um die Gestaltung deines Traumberufs geht, musst du zunächst dich selbst verstehen und wissen, was dich motiviert:

- Welche Art Arbeit macht dir Spaß?
- In welcher Umgebung fühlst du dich wohl?
- Bist du Einzelkämpfer:in oder Teamplayer?
- Brauchst du feste Arbeitszeiten oder absolute Freiheit?
- Willst du im Homeoffice arbeiten oder bist du gerne unterwegs?

Wenn du diese Faktoren erkannt hast, ist es an der Zeit, über praktische Aspekte wie Gehalt, Arbeitsort, Arbeitszeiten und Unternehmenskultur nachzudenken. Der nächste Schritt ist ein Brainstorming zu Ideen für Jobs oder Aufgaben, die dich erfüllen könnten. Überlege dir, was du potentiellen Arbeitgeber:innen oder Kund:innen bieten kannst: Welche Fähigkeiten hast du? Wie kannst du diese am besten einsetzen, um anderen zu helfen und etwas in der Welt zu bewirken?

Sobald du einige passende Aufgaben oder Jobs gefunden hast, kannst du mit verschiedenen Szenarien experimentieren. Versuche:

- Kontakte zu knüpfen,
- Vorstellungsgespräche zu führen,
- Stellenausschreibungen zu recherchieren und,
- wenn möglich, jemanden aus dem Bereich deiner Vision kennenzulernen.

So bekommst du ein besseres Verständnis dafür, wie dein Traumjob in der Praxis tatsächlich aussieht. Networking ist das A und O: Sprich mit Leuten, die bereits in der Branche oder in dem Bereich tätig sind, der dich interessiert, und frag sie, ob sie dir einen Einblick oder Rat geben können. Du solltest auch nach Möglichkeiten suchen, dich weiterzubilden, seien es Kurse, die du belegst, oder Zertifizierungen, die du erwirbst, weil sie dir einen Vorteil gegenüber anderen Mitbewerber:innen verschaffen würden. Außerdem solltest du immer über die neuesten Nachrichten und Trends in der Branche auf dem Laufenden sein, damit du up to date bist. Vergiss auch nicht, deinen Lebenslauf und dein Portfolio mit allen relevanten Erfahrungen und Fähigkeiten regelmäßig zu aktualisieren, sonst geht schnell was unter. Denke immer daran: Das Leben ist voller Ungewissheit, egal welchen Weg du wählst – ob als Angestellte:r oder Selbstständige:r. Niemand weiß, was die Zukunft bringen wird. Warum also nicht die Gelegenheit nutzen, um deine Kindheitsträume zu verwirklichen?

Welchen Traumberuf hattest du, als du acht Jahre alt warst?

....

....

Welchen Karriereweg hast du eingeschlagen, als du 18 Jahre alt warst?

....

....

Bist du im selben Berufsfeld geblieben oder gab es große Veränderungen?

....

....

Hattest du mal eine zündende Idee? Wenn ja, schreibe sie hier auf:

....

....

....

Hast du sie umgesetzt?

- Ja
- Nein

Falls nein, warum nicht?

....

....

Was steht beruflich schon lange auf deiner Liste, das du dich bisher noch nicht getraut hast?

....

....

Was ist das Schlimmste, was passieren könnte?

....

....

Was passiert im besten Fall?

....

....

....

....

Mach deine Ziele sichtbar!

Fällt es dir schwer, deine Ziele vor Augen zu haben? Dann probiere dich doch mal an einem Visionboard. Wie ich bereits erzählt habe, hat mir das damals enorm geholfen, meine Träume, Wünsche und die Idee, wie mein Leben in Zukunft aussehen sollte, zu manifestieren und einen Aktionsplan zu schmieden, um diese Vision Wirklichkeit werden zu lassen.

Ein Visionboard ist ein mächtiges Tool, das dir hilft, deine Lebensträume und Wünsche zu visualisieren und zu manifestieren. Mithilfe einer visuellen Darstellung deiner Ziele kannst du dich auf deren Verwirklichung konzentrieren. Die Idee dahinter ist einfach: Wenn wir von positiven Bildern umgeben sind, die unsere Träume und Wünsche repräsentieren, arbeiten wir eher auf diese hin und verstehen auch, warum wir manchmal durch ein tiefes Tal müssen, um letztlich an unserem Lebenstraum anzukommen.

Am besten druckst du dir Bilder von den Sachen, Ideen und Wünschen aus, die du an deinem Visionboard anbringen möchtest. Dabei geht es nicht nur um deine berufliche Zukunft, sondern auch um Themen wie Beziehungen, Familie, Freundschaft, Finanzen oder Reisen. Denke an alles, was dich glücklich machen und dich inspirieren könnte. Wähle Bilder, die dich motivieren und ermutigen, weiter auf deine Ziele hinzuarbeiten. Platziere diese so auf dem Board, dass sie mit dem übereinstimmen, wie du dich jeden Tag fühlen möchtest – wenn dir zum Beispiel Beziehungen wichtig sind, solltest du Bilder einfügen, die Gefühle von Liebe und Vertrautheit hervorrufen. Du kannst zu den anschaulichen Bildern auch prägnante Stichwörter oder ein Zitat auf einen Zettel schreiben – alles ist erlaubt, solange es deine Vision klar widerspiegelt. Deiner Kreativität sind keinerlei Grenzen gesetzt.
Klebe die ausgeschnittenen Bilder auf ein Plakat, gern in der Anordnung, wie sie für dich Sinn ergeben. Alternativ kannst du auch eine Magnetwand mit Pins verwenden. Denn mit der Zeit wirst du merken, dass sich so ein Visionboard verändern kann.

Es ist ein steter Prozess: Manche Ziele wirst du bereits kurz- oder mittelfristig erreichen, andere brauchen etwas mehr Zeit, bis sie Realität werden. Wenn du fertig mit der Gestaltung bist, such dir einen Ort in deinem Zuhause, an dem das Visionboard immer präsent für dich hängen kann. Das ist wichtig, damit du deine Ziele im Alltag nicht aus den Augen verlierst.

Betrachte diesen Platz als Ruheort, wo du dich immer wieder auf die Gegenwart besinnen und mit dir abgleichen kannst, ob du gerade auf dem richtigen Weg bist, um deine Zukunft wie visualisiert zu gestalten. Nimm dir nun einmal im Monat Zeit für dein Visionboard, schaue es an, erinnere dich an deine Ziele. Allein der Blick darauf kann dich dazu inspirieren und motivieren, weiterzumachen – unabhängig von der Achterbahnfahrt, die du gerade beruflich oder privat durchmachst.

Setze dich dabei nicht zu sehr unter Druck! Genieße den Prozess! Denn Lebensträume erreichen wir nicht von heute auf morgen und wir tun uns selbst keinen Gefallen damit, wenn wir zu verbissen an die Sache herangehen. Nimm dir also zwischendurch etwas Zeit, um deine Fortschritte zu feiern und zu würdigen. Das kannst du tun, indem du dich für das Erreichen von Meilensteinen belohnst oder einfach stolz auf das bist, was du bisher erreicht hast. Wie bereits erwähnt, können sich die Punkte auf dem Visionboard im Laufe der Zeit nach deinen Wünschen verändern, also scheue dich nicht davor, etwas, das sich irgendwann nicht mehr richtig anfühlt, zu verändern oder neue Ideen hinzuzufügen, wenn sie mittlerweile wichtig für deine Lebensgestaltung geworden sind. Richtig eingesetzt, kann ein Visionboard ein wunderbares Tool sein, um deine Träume und Ziele zu manifestieren. Ohne Hokuspokus, aber mit einem klaren Blick in Richtung Zukunft. Teile gerne dein Visionboard (oder einen Teil davon) mit mir. Du findest mich auf Instagram bei @lenibolt.

Vorlage: Visionboard

Man kann ein Visionboard auf ganz unterschiedliche Arten gestalten. Hier habe ich drei Ideen für dich gesammelt:

Visionboard

Gesundheit	Familie
Beziehungen	**Karriere**

Für mich

Visionboard

Beruflich	Privat

Visionboard

Kollage

Dein Visionboard

Mach ein Foto von deinem Visionboard und klebe es hier ein,
damit du immer daran denkst!

Abschluss-Check

Dein Wunschtag

Wie sieht ein Wunschtag in deinem Leben aus, bei dem Arbeit und Privatleben in einer für dich guten Balance stünden? Wann stehst du auf, was machst du wann und wo befindest du dich dabei?

Wochentag: ....

	Tätigkeit	Ort
07:00	....	....
08:00	....	....
09:00	....	....
10:00	....	....
11:00	....	....
12:00	....	....
13:00	....	....
14:00	....	....
15:00	....	....
16:00	....	....
17:00	....	....
18:00	....	....
19:00	....	....
20:00	....	....
21:00	....	....
22:00	....	....
23:00	....	....

Wie viel Prozent von deinem Wunschtag lebst du schon heute?

0 % 50 % 100 %

Was kannst du tun, um deinem Wunschtag jetzt schon ein paar Schritte näher zu kommen?

Was ist der nächstmögliche kleinste Schritt, den du heute unternehmen kannst, um deinen Wünschen näher zu kommen?

Job-Benefits

Welche Angebote oder Zusatzleistungen sind dir bei Arbeitgebern bzw. in deinem Job wichtig? Kreuze alle deine Wünsche an!

- Rabatte für Fitnessstudios
- Gratis Getränke und/oder Snacks
- Festgelegte Arbeitsstruktur
- Ergebnisorientierte Erwartung
- Homeoffice-Option bzw. Option auf flexibles Arbeiten
- Remote-Option (die Möglichkeit, aus jeder Ecke der Welt zu arbeiten)
- Gleitzeit, flexible Arbeitszeit bzw. allgemein zeitliche Flexibilität
- Selbstbestimmtes Arbeiten
- Mit viel Vorlaufzeit festgelegte Dienstpläne
- Weiter- bzw. Fortbildungsangebote
- Angebote für Persönlichkeitsentwicklung oder Coaching
- Team-Events, Betriebsausflüge und/oder Firmenfeiern
- Jobticket für den ÖPNV
- Monetärer Bonus
- Überstunden werden bezahlt oder mit Ausgleichstagen beglichen.
- Personal- bzw. Betriebsrat oder Vertrauensperson
- Kinderbetreuungsangebot
- Geschenke oder Aufmerksamkeiten zu Geburtstagen, Jubiläen oder Feiertagen

- ....
- ....

Kreise fünf der Punkte ein, die für dein Glücklichsein im Job wirklich unentbehrlich sind. Falls sie dir bisher noch nicht angeboten wurden: Trau dich und sprich es bei deiner vorgesetzten Person oder der Personalabteilung an, oder überlege dir anderweitig, wie du deine Situation dahingehend verbessern kannst!

Job-Killer

Welche fünf Punkte wirst du in Zukunft nicht mehr tolerieren?
Was sind deine „Job-Killer"?

- (Unbezahlte) Überstunden
- Präsenz zeigen ist wichtiger als gelieferte Ergebnisse.
- Starke Hierarchien
- Schlechtes Arbeitsklima unter Kolleg:innen
- Keine Homeoffice-Option
- Unvorhersehbare Arbeitszeiten
- Schlechte Bezahlung
- Hoher Leistungs- und Erwartungsdruck

- ....
- ....

Feier dich!

Was sind deine drei besten Erlebnisse in Zusammenhang mit deinem Job?
Wo hattest du richtig viel Spaß, warst im Flow und konntest
deine Stärken einsetzen?

Zeitraum	Tätigkeit/Projekt	Stärken, die du einsetzen konntest

Werde aktiv!

In diesem Workbook hast du viele Tipps, Techniken und Tools (kennen-)gelernt, um dein Work-Life zu verbessern und in eine Balance zu bringen.

Fasse hier noch einmal zusammen, was du als nächstes angehen und worauf du dich konzentrieren möchtest.

Was nimmst du dir für die nächsten vier Wochen vor? Womit möchtest du in die Umsetzung gehen?

Meine nächsten Schritte	Geplanter Zeitraum	Erledigt oder angegangen
Du bist einzigartig! Ein neues Outfit in meinen Farben kaufen		
Meine Meinung zu einem Thema äußern, das mich belastet		
Du bist nicht allein! Ein Gespräch mit Vorgesetzten führen		
Eine Unternehmung mit Kolleg:innen anstoßen		
Die S.M.A.R.T.-Methode anwenden oder im Team vorstellen		
Hilfe und Unterstützung holen (z. B. mit anderen reden, Coaching, Beratung)		

Meine nächsten Schritte	Geplanter Zeitraum	Erledigt oder angegangen
Kennst du deine Lebensziele? Meine negativen Glaubenssätze langfristig in positive umwandeln		●
Meine Werte in meinem Leben integrieren		●
Mindestens ein Ziel umsetzen, um mein Lebensrad zu füllen		●
Burn-out muss nicht sein! Einen Ausgleich zur Arbeit finden, dem ich regelmäßig nachgehen werde		●
Eine Dankbarkeitsroutine etablieren		●
Mich regelmäßig daran erinnern, auf was ich stolz sein kann		●
Stressmanagement Herausfinden, welche Faktoren mich stressen		●
„Breathwork" ausprobieren und regelmäßig anwenden		●
Mit einer Abendroutine ausreichend Schlaf bekommen		●
Mich mindestens 30 Minuten am Tag bewegen		●
Gesunde Rezepte recherchieren und Meal-Prep ausprobieren		●
Meinen Tag mit der Eisenhower-Matrix strukturieren und planen		●

Meine nächsten Schritte	Geplanter Zeitraum	Erledigt oder angegangen
Deine Zeit ist kostbar! Mein Zeitmanagement verbessern, um mehr Pausen und weniger Überstunden zu haben		●
Ablenkungen vermeiden		●
Die Pomodoro- und Kanban-Technik ausprobieren		●
Zu etwas Nein sagen, das mich unnötig Zeit kostet oder ich nicht (machen) möchte		●
Lernen, Grenzen zu setzen und sie zu halten		●
Adiós, innerer Schweinehund! Meinen Schweinehund identifizieren und mit ihm zusammenarbeiten		●
Regelmäßig Ordnung an meinem Arbeitsplatz halten		●
Eine Deep-Work-Routine etablieren		●
Träume groß! Herausfinden, welche Träume ich hatte und immer noch habe		●
Den ersten Schritt in Richtung Traumberuf gehen		●
Meine Ziele visualisieren und regelmäßig dranbleiben		●

Notizen

Notizen

Notizen

Notizen

Notizen

Notizen

Notizen

Abschlusswort

Ich schöpfe jeden Tag Energie aus meiner Mission, weil ich hinter meinen Werten stehe und weil ich es liebe, die Transformation meiner Kund:innen zu beobachten. Ich hoffe, dass du in diesem Buch auch deine Werte erkannt hast und jetzt einen klaren Blick in Richtung Zukunft werfen kannst. Wenn du dich auf deinem Weg jemals festgefahren fühlst, dann wirf einfach wieder einen Blick in dieses Buch und in deine Notizen.

Ich wünsche dir nur das Beste auf deiner Reise zu einer ausgewogenen Work-Life-Balance mit viel Work-Life-Liebe und bin mir sicher, dass du bereits auf dem richtigen Weg bist.

Adiós und alles Gute

Leni

Danksagung

Ich möchte mich an allererster Stelle bei den wunderbaren Menschen hinter der Kulisse, also im Verlag Community Editions bedanken, die es mir ermöglicht haben, mir selbst einen großen Traum zu erfüllen. Schon lange habe ich mit dem Gedanken gespielt, einen persönlichen Ratgeber zu meinem Thema „Work-Life-Balance" herauszugeben, und mit Sarah Völkers redaktioneller Unterstützung ist dieses Buch ein großartiger Wegweiser geworden, der hoffentlich vielen Menschen da draußen eine Hilfe sein kann. Außerdem möchte ich mich bei meinem Management YOUciety, also René und Jenny, bedanken, die mir den Rücken freigehalten haben, sodass ich mich voll und ganz auf den Schreibprozess für dieses Buch einlassen konnte – zwischen Auftritten als Speaker:in, virtuellen Coachingsessions und Jobs in Kapstadt und Co. ist das manchmal gar nicht so leicht. Danke an meine Coaching-Kund:innen, durch die ich so viele verschiedene Perspektiven auf die Arbeitswelt kennenlernen durfte und so meinen gesamten Wissensschatz in diesen Ratgeber einfließen lassen konnte. Danke auch an meinen engsten Freundeskreis und meine Familie, die für mich da war, wenn ich Schreibblockaden hatte oder einfach nicht weiterwusste. Der regelmäßige Austausch hat mir geholfen, dranzubleiben. Ein großer Dank geht auch an Katja Muggli, die mich bei der grafischen Umsetzung des Covers und der Seiten unterstützt hat.

Danke an alle Menschen, die mich auf meinem Weg bis hierhin geprägt haben, sei es beruflich oder privat, auf positive oder negative Weise. All diese Erfahrungen haben mich zu der Person gemacht, die ich heute bin.

Über Leni Bolt

Leni Bolt ist Expert:in für Produktivität & Achtsamkeit im Arbeitsalltag, Speaker:in, Host des Erfolgspodcast *Grow and Flow*, Teil der LGBTQIA*-Community und Hippie im Herzen mit konkreter Mission: Sie möchte Menschen auf ihrem Weg begleiten, um ihre ganz persönliche Work-Life-Balance zu finden. Leni wurde als eine der „Fab Five" in der Netflix-Serie *Queer Eye Germany* bekannt und spricht seitdem ein großes Publikum sowohl im Social Web als auch in verschiedenen TV-Formaten an. 2023 wurde sie für ihre Ensembleleitung mit dem Grimme-Preis, einer der renommiertesten Auszeichnungen für Fernsehsendungen in Deutschland, ausgezeichnet. Sie ist in Deutschland geboren, aber nach 27 Jahren nach Spanien ausgewandert. Seither unterstützt sie virtuell von den Balearen aus Privatpersonen und Unternehmen dabei, nicht nur von Work-Life-Balance zu sprechen, sondern diese auch zu leben.

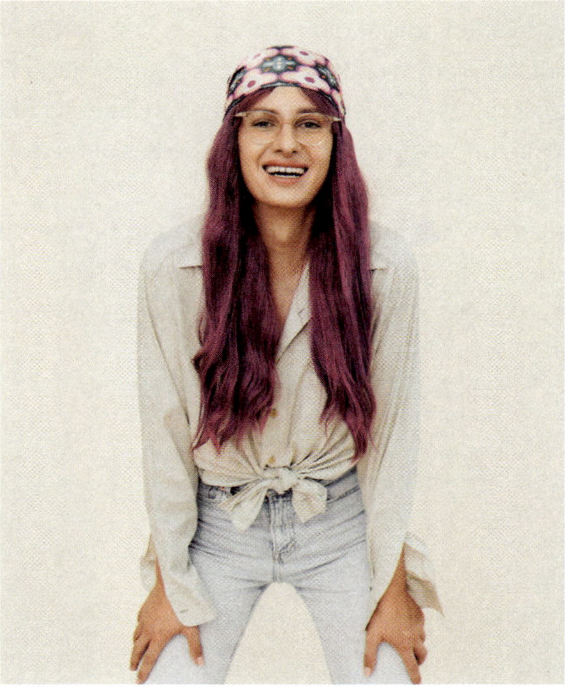

Mein Geschenk für dich

Die E-Learning-Plattform KOMPAZ wird dir dabei helfen, die Inhalte dieses Buches noch weiter zu vertiefen und dranzubleiben. In meiner Mitgliedschaft erwarten dich erprobte Hacks für deinen Alltag und gebündeltes Expert:innenwissen in Form von Videos, Audios und Downloadmaterial. Du entdeckst den Work-Life-Kompass, der aus acht verschiedenen Kategorien besteht und dich auf deiner Reise zu einer ausgewogenen Work-Life-Balance weiterhin unterstützt. Diese Themen schauen wir uns dort noch einmal genauer an: Produktivität, Zeitmanagement, mentale Gesundheit, Beziehungen im Job, deine Ausstrahlung, Träume & Ziele, Money Mindset und Stressbewältigung. Außerdem gibt es regelmäßige Live-Gruppencoachings mit mir, in denen du Fragen zu deiner individuellen Situation stellen kannst.

Als kleines Dankeschön für dein Vertrauen möchte ich dir gerne den Zugang zu meinem exklusiven Mitgliederbereich für einen Monat kostenlos ermöglichen, sodass du reinschnuppern und dich in Ruhe umschauen kannst. Wenn dir KOMPAZ zusagt, kannst du deine Mitgliedschaft ganz einfach verlängern, und wenn nicht, dann ist das auch okay :).

Scanne den QR-Code mit deiner Handykamera, um dir deinen Gutscheincode abzuholen und mehr über meine E-Learning-Plattform zu erfahren. Den ersten Schritt bist du mit diesem Buch gegangen, jetzt heißt es: weitermachen! Ich freue mich, wenn wir uns ganz bald dort wiedersehen.

SCAN ME

kompaz

Impressum

Work Life Liebe

In 3 Phasen zu einer ausgewogenen Work-Life-Balance

MIX
Papier | Fördert gute Waldnutzung
FSC® C109273
www.fsc.org

Klimaneutral
Druckprodukt
ClimatePartner.com/20273-2210-1017

1. Auflage

Weyerstraße 88-90
50676 Köln

Texte: Leni Bolt
Layout, Grafik & Satz: Katja Muggli Grafik-Design
Projektleitung & redaktionelle Unterstützung: Sarah Völker
Lektorat: Britta Fietzke

Bild- und Grafiknachweis:
© Leni Bolt: Hexagon-Grafik S. 12, © Sophia Emmerich: Cover-Stickerfoto & S. 190, Via Creative Market (Commercial License): © Scott Dunlap: Icons (Papierflieger, Pinnadel), Via Flaticon.com: S. 131 (Wasserglas), Via Stock.adobe.com: © Назарій: S. 81

Gesetzt aus der Raleway von The League of Moveable Type, der Holiday von alphArt und der Rufina von TipoType.

Gesamtherstellung: Community Editions GmbH

978-3-96096-941-9

Printed in Poland

www.community-editions.de

Community EDITIONS